阅读成就思想……

Read to Achieve

表达艺术治疗系列

舞 动

以肢体创意开启心理疗愈之旅

Entering Dance Movement Therapy

〔美〕琳达晓乔 著

中国人民大学出版社
·北京·

图书在版编目（CIP）数据

舞动：以肢体创意开启心理疗愈之旅 /（美）琳达晓乔著 . -- 北京：中国人民
大学出版社，2018.9

ISBN 978-7-300-26111-9

Ⅰ . ①舞… Ⅱ . ①琳… Ⅲ . ①舞蹈—应用—精神疗法 Ⅳ . ① R749.055

中国版本图书馆 CIP 数据核字（2018）第 191794 号

舞动：以肢体创意开启心理疗愈之旅

［美］琳达晓乔　著

Wudong: Yi Zhiti Chuangyi Kaiqi Xinli Liaoyu Zhi Lü

出版发行	中国人民大学出版社	
社　　址	北京中关村大街 31 号	**邮政编码**　100080
电　　话	010-62511242（总编室）	010-62511770（质管部）
	010-82501766（邮购部）	010-62514148（门市部）
	010-62515195（发行公司）	010-62515275（盗版举报）
网　　址	http://www.crup.com.cn	
	http://www.ttrnet.com（人大教研网）	
经　　销	新华书店	
印　　刷	天津中印联印务有限公司	
开　　本	720 mm×1000 mm　1/16	**版　次**　2018 年 9 月第 1 版
印　　张	17.5　插页 1	**印　次**　2025 年 1 月第 8 次印刷
字　　数	300 000	**定　价**　89.00 元

艺术是直达心灵的捷径。如果以言语为媒介进行的传统心理治疗想得到较好的疗效，首先要解决的就是"通情"问题。表达性艺术治疗（Expressive Art Therapy）就像是一个通情高手，它以形象思考的方式减少来访者的心理防卫，在不知不觉、无预期的情境中疗愈心灵，生发力量，催生洞见，促进创造。近些年，我国国内越来越多的治疗师开始关注、接受、学习并实践艺术治疗的技术与手段。

表达性艺术治疗以绘画、舞动、音乐、戏剧等各种艺术的媒材来表达人们内心的思绪、感受及经验，构成了一个丰富多彩而生动的非语言心理治疗谱系。其中，舞动治疗（Dance Movement Therapy）是这个谱系中最为亮丽的彩练，在自发和创造性的舞动中抚慰心灵，激越生命。自 2013 年起，我们荣幸地邀请到了美国最大的行为健康医院——阿勒克山行为健康医院（Alexian Brothers Behavioral Health Hospital AMITA Health System，ABBHH）[①]表达艺术治疗中心主任、专业教育学院及实习研究生院的高级督导琳达晓乔女士来我校为相关专业的学生系统地传授舞动治疗课程，同时也连续三年派出九位教师到 ABBHH 短期研修，这对于舞动治疗在国内的发展起到了积极的推动作用。

琳达晓乔是美国执证高级心理咨询师、美国认证高级舞动治疗师，具有 20 多年治

---

① 2018 年 7 月更名为阿米塔健康系统行为医学院（AMITA Health Behavioral Medicine）。——作者注

疗各种心理行为病症的临床经验。她虽然长期旅居美国，却始终秉持高尚的家国情怀，践行夙愿，通过授课、演讲、著述等多种形式在中国国内传播舞动治疗领域的理论研究和实践智慧。《舞动：以肢体创意开启心理疗愈之旅》可谓琳达晓乔女士专门针对国内的读者编写的一部较为完整的舞动治疗专业教科书。本书理论结合实践，图文并茂、深入浅出，不仅较为全面地介绍了舞动治疗的学科体系，还结合她本人的临床实践，通过案例示范加深学习者对相关知识的深层次的理解。我相信，对于国内舞动治疗专业化、规范化、系统化的发展，这将是一个新的起点。

张军

北京师范大学珠海分校教育学院副院长

随着心理行为健康领域的发展，有着近 80 年历史的舞动治疗在理论建树和临床运用上都展现出迅速而积极的变化。从潜意识动力心理学到生物神经行为科学的转移，舞动治疗的各种流派、模式在临床实践中不断产生和认证。

舞动治疗目前主要有以下几个流派。

1. 心理分析和心理动力治疗流派。这个流派以西格蒙德·弗洛伊德（Sigmund Freud）的理论为基础，肢体潜意识的挖掘为主导线索，寻找出童年心理创伤的根源，通过肢体的自发舞动打开常年封锁的情感闸门。这类舞动治疗模式多用于治疗师的工作室，适于长期定约的个体治疗或者自愿加入的本真动作小组。

2. 发展阶段治疗流派。该流派以爱利克·埃里克森（Erik Erikson）的人类心理自我发展阶段论为基础，着眼于患者肢体动作节奏发展的健全与停滞，通过开发提高患者欠缺的阶段性运动质量和节奏特征，滋养患者欠缺的阶段性心理营养。这类方式多用于儿童，尤其是患发育迟缓症的儿童。

3. 行为认知治疗流派。这是美国当今主导的心理治疗流派，行为健康医院、行为健康咨询中心都在使用这种治疗模式，这也是医疗保险认可的治疗方式。该流派以生物神经学和行为认知心理科学为基础理论，在发展中丰富了自身观念。舞动治疗对神经系统产生积极改变的理论研究和临床证据完全适应了潮流的需要。这类流派着重于当下现状、思维逻辑、行为功能、自我情绪调整技术。舞动治疗通过呼吸放松训练，积极思考的肢体化、象征性暴露探索、富于组织化的健康动作模式实践等来与患者互动。我在这本书里介绍的临床实践大多是以这种治疗流派的模式为手段的例子。我在医院的艺术表达治疗团队的理论和工作框架同样是以该流派为核心。这种流派以提供患者对应技巧为目标，尤其适用于医院的短期性治疗。

4. 附着性关系治疗流派。这类治疗流派建立在依恋关系理论（Attachment Theory）基础之上，在舞动治疗时以患者与他人的关系为入手点，注重观察患者与他人交流的方式、对他人的依恋或与他人保持距离的程度，以及这种附着模式在肢体结构和动作特征上的反映。该治疗流派常用于家庭、婚姻或两者关系咨询，而且多用于个体的心理情感创伤疗愈。

5. 综合选择治疗流派。我的导师简·西格尔（Jane Sigel）推崇该流派。这个流派根据患者的特定条件、需要，临场选择治疗模式和手段，可以是任何一种流派的手段，也可以同时结合使用不同流派的手段。

6. 肢体愈合治疗流派。许多舞动治疗师同时兼授不同的身体治疗手段训练课程，譬如亚历山大技术（The Alexander Technique）、费登克拉斯方式（Feldenkrais Method）、瑜伽功（Yoga）、灵气疗法（Reiki）、气功点穴（Qigong Acupressure）等。他们在进行舞动治疗时以肢体心理学为基础理论，把这些身体愈合技术融入舞动治疗的框架，从患者的肢体创伤或紧张疼痛点入手，通过排除肌肉紧张点或气流障碍，改变躯体姿势与运动模式，使患者得到心理释放和平衡调节。

由此可见，治疗师用肢体作为治疗工具，并根据自己特有的基因、文化背景、性格特征、生活阅历，不断创造形成自己特定的治疗风格。因为我本人的中国血统和文化背景，曾师从北京师范大学黄会林教授的中国现代戏剧文学，受训于天缘大道彭振镝大师的中医太极气功疗法，我从开始学习舞动治疗时，就致力于把中国的传统愈合舞动技术融入现代西方舞动治疗之中。

在 20 多年的临床工作中，我对比研究了东西方不同的心理哲学文化、医学理念、肢体动作语言模式和健康愈合手段，创立完善了自成一体的理论和实践，即不仅使用太极气功的健身运动技术，而且桥接中国传统的阴阳五行哲学、身心健康理念与现代西方的神经科学、舞动治疗体系，以东西方对照与结合为框架，包括身心健康理论、肢体语言体系、诊断方式、治疗干预手段，形成独特的体系。这个治疗体系以发展个体的肢体智慧为治疗目标，以调动患者开发自我愈合能量的自觉意识为途径，结合西医的对称交感神经、神经可塑性理论与中医的阴阳五行、十二经络概念，结合鲁道夫·拉班（Rudolf Laban）、伊姆加德·芭田妮芙（Irmgard Bartenieff）与太极气功的舞动方式，将其用于不同的病例，得到了积极的临床效应。

具有印度文化背景的著名美国医生迪帕克·乔普拉（Deepak Chopra）给这个流派提供了富于吸引力的根据。他在《量子愈合》（*Quantum Healing*）和《不老的身心》（*Ageless Body，Timeless Mind*）两本书中提出：

> 人的身体内有 50 万亿个细胞，像一个社区。当社区无次序、混乱以致混战时，心理情绪障碍症便出现，我们要不断地工作，使这些细胞成为一个和谐的社区，这就是身心健康的组成结构。
>
> 肢体不仅是情感创伤的寄存库–神经分子 / 记忆的灵魂，更具有疗愈的智慧和潜能。因为身体像江河流水在不停流动，一年到头，身体的百分之九十八都更换了。
>
> 人的肢体是最好的医药库，你所需要的兴奋剂、镇静剂、止疼剂等都在其中。
>
> 通过身心结合的运动发展肢体的智慧，开发自我疗愈的医药库。

我把舞动治疗过程看作一个帮助患者开发肢体智慧的过程，也是重新编写神经细胞、化学分子程序的过程。在这个过程中，他们的情感创伤得到愈合，心理空间得到扩展，精神力量得到增强。

把舞动治疗这个创始于西方的、跨学科的现代心理治疗体系引进中国是我梦寐以求的夙愿。1993 年，应北京师范大学艺术传媒学院创始人黄会林教授的邀请，作为翻译和助手，我与舞动治疗先驱、我的导师简·西格尔女士来到北京师范大学，做了三天舞动治疗的讲座和工作坊。那个经历点燃了我和导师把舞动治疗引到中国的理想之火，但之后因为西格尔突患脑淤血，我又有孩子缠身一时离不开，这个想法就搁置了。直到 2012 年我去北京，看望会林、绍武两位老师，他们又把我的理想重新启动，并为我指出了可行之路。

由衷感谢北京师范大学的黄会林先生、绍武先生的鼓励引导，北京师范大学珠海分校付爱兰校长的积极支持，艺术传媒学院的蔡申书记、李淮芝院长的邀请和精心安排，教育学院副院长、心理咨询中心主任张军教授的得力协助，许多教师、学生的激情投入，使我能够分别在 2013 年和 2015 年在中国国内开设舞动治疗的课程教学和专家培训班。感谢我的领导克利夫顿·塞帕（Clifton Saper）博士的建设性支持，感谢我曾经的实习和论文导师、舞动治疗教师和治疗师安珠·布朗（Andrea Brown）在学术上的支持与鼓励。

亲爱的读者，感谢你阅读此书，并衷心希望你能在阅读的同时用你的肢体来体会、理解书中每个章节的意义。让我们以肢体创意开启心理疗愈之旅吧。

补充说明，因保密原则，书中所有病例人名均属虚构。

目　录

Entering
Dance
Movement Therapy

Fundamental Theories

第一部分　关于舞动治疗，你应该了解什么 // 1

01　舞动治疗的意义 // 3

　　舞动治疗的定义和理解 // 4

　　舞蹈的疗愈性渊源 // 6

　　舞动治疗的创建 // 9

　　舞动治疗的专业结构及发展 // 12

02　舞动治疗的心理学台阶 // 15

　　弗洛伊德和荣格的心理学 // 16

　　埃里克森人生发展阶段论 // 21

　　情感肌肉盔甲及肢体心理功能 // 26

　　性格肢体形态及心灵肢体分裂 // 34

03　蔡斯四大基本理论概述 // 43

　　肢体行动 // 44

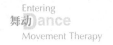
象征性符号 // 48

治疗性的动作关系 // 51

节奏性的群体活动和驱动力 // 54

04　拉班动作解析体系 // 59

拉班动作解析体系——主题 // 60

拉班动作解析体系——肢体 // 62

拉班动作解析体系——努力 // 64

拉班动作解析体系——造型 // 70

拉班动作解析体系——空间、关系、拉班度量 // 73

05　芭田妮芙基本原则 // 79

芭田妮芙的生平及其贡献 // 80

芭田妮芙健康动作基本原则 // 81

芭田妮芙健康动作基本实践 // 84

06　舞动治疗的诊断工具 // 93

凯斯腾伯格动作节奏论 // 94

凯斯腾伯格动作和弦论 // 99

肢体动作与心理自我对应发展坐标 // 102

路易斯病态心理行为动作特征系列 // 109

凯斯腾伯格动作轮廓体系 // 115

07　舞动治疗的基本疗法 // 123

本真动作 // 124

镜像动作 // 127

两极动作 // 130

使用传导体动作 // 133

Clinical Practice
第二部分　开启舞动疗愈之旅　// 137

08　舞动治疗的基本程序及角色　// 139

群组治疗的程序模式　// 140

个体治疗的关系流程模式　// 147

舞动治疗师的角色　// 151

09　针对儿童的舞动治疗临床实践　// 155

自闭综合障碍症的诊断与治疗　// 156

注意力欠缺及多动症的诊断与治疗　// 162

分离焦虑症的诊断与治疗　// 168

10　针对少年的舞动治疗临床实践　// 173

破坏性情绪失调症的诊断与治疗　// 174

饮食障碍症的诊断与治疗　// 181

心理转换肢体障碍症的诊断与治疗　// 188

11　针对早期成年人的舞动治疗临床实践　// 195

严重抑郁症的诊断与治疗　// 196

强迫症的诊断与治疗　// 200

双相情绪障碍症的诊断与治疗　// 205

精神分裂症的诊断与治疗　// 213

12　针对中年人的舞动治疗临床实践　// 219

焦虑症的诊断与治疗　// 220

酗酒成瘾症的诊断与治疗　// 226

创伤后应激障碍症的诊断与治疗　// 230

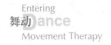
13　针对老年人的舞动治疗临床实践　//　237

　　阿尔茨海默病的诊断与治疗　//　238

　　肢体病状心理障碍症的诊断与治疗　//　242

　　丧失与哀痛的愈合治疗　//　246

14　与其他表达艺术治疗的综合使用　//　249

　　与美术治疗的综合使用　//　250

　　与音乐治疗的综合使用　//　258

　　与戏剧治疗的综合使用　//　261

参考资料　//　267

Fundamental Theories

第一部分

1

关于舞动治疗，
你应该了解什么

舞动治疗的意义

　　几年前，一个幼时的朋友在网上与我交流："听说你在美国从事舞动治疗，我想告诉你，舞动治疗还真管用。我的一个亲戚得了××病，吃什么药也不大见效，后来去跳舞，每天跳，几个月跳下来，病好了。"我很感激他的热情鼓励，虽然他所说的跳舞与我从事的舞动治疗完全是两码事，但两者并不冲突，也就默认了："是的，是的，舞蹈对身心很有益处！"

　　舞蹈健身已经风靡全中国，跳广场舞的比比皆是；以舞动健心的讲座、工作坊，如心灵之舞等也在不少大城市展开；近年来，舞动治疗的外国专家也纷纷受邀到中国开展专业培训与辅导。

　　那么，舞动治疗的真正含义是什么呢？舞动治疗究竟属于哪个领域？从本章开始，我将带你走进舞动治疗的大门。

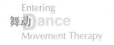
舞动治疗的定义和理解

说起舞动治疗，常常有人会问："那是什么类型的舞蹈？""动作是不是和瑜伽差不多？""就是用舞蹈强身健体吧？""是治疗颈椎和脊椎的不适吧？""是不是通过运动传递正能量？""舞动治疗就是音乐治疗吧？"大家的各种猜解，其实都是对舞动治疗的误解或曲解。

舞动治疗的"舞"即舞蹈，"动"即动作、运动，包括舞蹈活动和躯体动作，但"舞动"不是指学习某种具体的舞蹈或运动操。舞动治疗尽管具有强健生理和精神的作用，也具有激发热情和能量的效果，但并非指通过跳舞来强健身心，或用运动传递能量。在进行舞动治疗时也常伴以音乐，但又与音乐治疗是两个完全不同的专业学科体系。

这一概念最早叫舞蹈治疗（Dance Therapy），之后为了更完整准确地表达其特点，又加进"动作"一词，叫动作治疗（Movement Therapy）或舞动治疗（Dance Movement Therapy）。有些治疗师为明确其所展现出的心理学领域和精神治疗上的主要属性，又加进"心理"一词，叫舞蹈心理治疗（Dance Psychotherapy）、动作心理治疗（Movement Psychotherapy）、舞动心理治疗（Dance Movement Psychotherapy）。在大学从事舞动治疗教学工作的人大多是舞蹈家，常称之为"舞蹈治疗"。在医院或私人诊所从事这一工作的人，为了不让病人误会或紧张（有些人听说"舞蹈"便退缩），简而称之为"动作治疗"。总之，所有这些称呼指的都是同一概念。

那么，舞动治疗的科学含义究竟是什么呢？或者说，舞动治疗属于哪个学术领域呢？

先讲个真实的故事。

那是 1960 年，我的导师简·西格尔刚成为舞动治疗师，她遇到了一个病人——四岁半的女孩利亚。利亚的父母离异，利亚跟祖母一起生活。利亚的祖母是一个表情严肃、规矩多的人，对利亚的管教极其严厉。利亚被送进幼儿园，她不合群、不爱与人交流，不和其他孩子玩，少言寡语。后来，利亚被诊断为自闭综合征。心理医生把她放进心理行为病态儿童小组进行治疗，她没有任何反应。心理医生单独与她交谈，她也不做回应。她的行为举止跟一般小女孩也不一样，而是像只小狗那样，膝盖略弯，胳膊肘下垂，手腕耷拉着，双手手掌微张像对爪子。

年轻的舞动治疗师简·西格尔见到小利亚时是这样一幅场景：空空的工作室，小利亚像只小狗蹲在墙角里，两手放在前面地上，头向前伸着。简不声不响，为了不让利亚感受到被侵犯，便在稍有距离的地方，和利亚一样像只小狗蹲下。她要用身体语言告诉小利亚："你这样做我是完全接受的"。简放起了儿童音乐，营造轻松的气氛，她把自己当成小利亚的一面镜子，利亚怎么动，她就怎么动。简在模仿利亚的动作时偶尔会有所变化或创造一个新动作。在播放音乐时，简让自己的手腕放松休息，用人的正常姿态向利亚挥挥手，而不是用动物的爪子形状。头两个星期，利亚并不接纳简，只是在自己的空间里做类似小狗一样的活动，简仍耐心地在不远处做同样的动作。

又过了两个星期，利亚开始表现出对简的兴趣。她像小狗一样爬到简身边，用鼻子嗅嗅简，又赶紧爬开，在不远处看着简的反应。简知道利亚在试探自己，就学利亚也像小狗一样在地上爬来爬去，用鼻子嗅来嗅去。渐渐地，小利亚接纳了简，她们开始玩婴儿时期的游戏，如揉鼻子、藏脸蛋。利亚越来越接近简，完全消除了戒心，允许简进入她的空间。几个月之后，简把利亚引入她的世界——人的世界。她们可以玩手拍手、钉钉子游戏，利亚还会爬到简的背上跟她玩骑马游戏。

在一次玩耍的治疗过程中，情绪看上去不错的利亚突然用力想把简推躺到地上，简有些紧张，但凭直觉选择了顺从，按利亚的意图躺下了。小利亚把简的双腿分开，自己趴在简的身上，然后挪动到简的胯下，缩成一团，接着慢慢地伸开双臂，从简的胯下爬出来，就像一个婴儿出生一样。她不停地重复这个动作，最后站起来，双腿直直地撇开来，像正常小姑娘一样飞跑起来，还咯咯地发出笑声。简用全身心感受着这个过程，激动地身体颤抖，忍不住流下眼泪。

简亲口告诉我这个故事。利亚是她当舞动治疗师的第一个患者，也是一个成功的案例。治疗小利亚的这个过程就是舞动治疗的过程。用肢体语言与患者交流，用动作干预开启病态心理行为的转变。

美国舞蹈治疗学会给舞动治疗的定义为：基于由经验证实的身体、心灵和精神是相互关联之前提，舞动治疗是以动作来促进个人的情感、认知、生理和社会进行交融的心理治疗方法。舞动治疗影响人的感觉、思维、生理功能和行为的变化。

简·西格尔在《舞动治疗的基本理论与实践》（*The Theory and Practice of Dance*

Therapy）一文中指明，舞动治疗属于心理治疗的范畴，是集中于采用运动作为心理转变的媒介，通过作用于肌肉模式，着眼于心理逻辑和身体逻辑发展的相互作用关系，病人被引导，从而经历确定、表达感觉及内心冲突的治疗过程。舞动治疗包括心理发泄、揭示及重筑的步骤。在这种动觉和视觉的形式里，个人与群体都可以释放出积存在体内的情感与生理障碍。常常从解除压力、紧张、忧虑开始，然后通过由生活经历而产生的具有象征性符号的展示、形象的（非理性的）记忆、幻想及个体在此刻的状态来揭示情感问题，最后带着对自我认识的清楚领悟去探索可变的行动模式，并重新建立新的行为结构，从而造就出身心机能健康的个体存在。

凯茜·马齐迪（Cathy Malchiodi）博士在《表达艺术治疗》（*Expressive Therapies*）一书中阐述道：

> 舞动治疗可以帮助各个年龄段的个体与自己的全部整体相联结，包括躯体、意识和精神。当人们与自己的躯体表达失去联系时，则会在情感宣泄、释放压力和紧张方面感到困难，舞动治疗师通过短期或长期的治疗介入，帮助他们积蓄自己的力量，获得联结的感知以及生活的快感。这是一个以行动为基调的、创造性的、自发性的治疗模式，它引导人们成长、改变，并通过身体激发人们更充分地表达自己，促进与他人交流的自然能力。

莎伦·蔡克林（Sharon Chaiklin）和希尔达·温格洛尔（Hilda Wengrower）在《舞动治疗的艺术和科学——生命是舞蹈》（*The Art and Science of Dance Movement Therapy-Life Is Dance*）一书中也指出：

> 舞动治疗是一门跨学科的专业，通过动作和舞蹈艺术及心理学的科学合成，发展为自成一体的训练程序。基于古往今来运用舞动治愈身心和升华精神的经验，不断融合文化人类学、心理动力学理论、神经运动科学、艺术的心理学，舞动治疗因此而延续、演绎、发展成为富于创造性的理论体系和实践过程。

舞蹈的疗愈性渊源

有史以来，舞蹈本身就具有健身、健心的疗愈性意义。

潘尼·路易斯（Penny Lewis）在《舞动治疗的理论流派》（*Theoretical Approaches in Dance-Movement Therapy*）一书中谈到舞蹈具有疗愈性的悠久渊源，她指出，舞蹈作为愈合的仪式从文明史开始就有了。美籍德裔音乐学家科特·萨克斯（Curt Sachs）也说过："舞蹈是艺术之母。音乐和诗歌存在于时间，绘画和建筑存在于空间。但是舞蹈同时在时间和空间里存在。"他认为，"每一种舞蹈本身都是狂喜药"——舞蹈让人进入忘我的境界，给予人渠道去表达恐惧、悲哀、愤怒和欢乐。

潘尼·路易斯追溯到旧石器时代的模仿舞蹈（Imitative Dance）——人披着野牛皮舞蹈的形象，代表了对动物崇拜，对物理力量的向往。生存主题是人类早期舞蹈的集中体现，模仿野兽则从另一面表达了内心深处对大自然的恐惧，以及面对凶猛的野兽深感无助的悲哀。在北极爱斯基摩人的舞蹈中，有猎人丧命成为野兽和大自然的牺牲品情景；非洲马萨狮子舞、萨摩亚的海龟舞也都有猎人为家人安全所做的努力的展现。披野兽之皮的模仿舞蹈同时也表现了对野兽神秘之力的接受，与被杀死动物的神灵沟通和解，以升华勇气和斗志。

再进一步的象形舞蹈是生育舞蹈（Fertility Dance），表现了妇女与农耕的生存关系，以及人类的繁衍与土地播种、结果的关系。这些模仿性舞蹈仪式展示了青春、婚姻、生育和死亡的过程。

总的来说，舞蹈的疗愈性意义是基于非象形舞蹈（Imageless Dance）的。这些抽象舞蹈的重要目的之一是获得情感的转换、精神的升华。在这里，舞蹈者的注意力是内向的以至最终得以向外彻底自我发泄。这类舞蹈常以围圈为宇宙之象征，重复的节奏性运动让人进入催眠状态。男男女女让自己放松到尽情发狂的境界，常常彼此融合为一体。最典型的非象形舞蹈，如巴厘岛、非洲的恍惚舞蹈（Trance Dance）和东亚伊斯兰教苦行僧的舞蹈仪式，它们给人以宗教的神驰和升华，使女人和男人摆脱世俗的焦虑和矛盾，从人类的挫败感中解放出来。墨西哥印第安人的群体舞蹈也是一种为了单纯发泄情感而进行的舞蹈运动仪式，通过迎接出生、吊丧死亡和庆祝收获等舞蹈内容，来表达幸福、悲痛、欢乐的情感和对宗教的崇拜。

莎伦·蔡克林在《舞动治疗的艺术和科学——生命是舞蹈》一书中谈到，在最早的部落社区，舞蹈无论是对大自然的多种表现还是就个人在那个世界里所处位置的自我陈述，都被视为一个了解和指导宇宙节奏的链接。用舞蹈祈求降雨，用舞蹈祈福狩

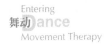

猎成功，用舞蹈感激五谷丰收，这些都是把舞蹈视为一种影响神灵的方式。不同的文化往往采取不同的形式，但共同之处是运动的构造导致这样的精神升华状态，使个人感到强大，能够施展无比巨大的创造力和忍耐力。

那么，最早明确把舞蹈仪式定位成个体治病手段的是药师的舞蹈和巫神的舞蹈（Dance of medicine man and shaman）。身为医生和心理学家的朱斯特·米尔卢（Joost Meerloo）说过："我们可以说，在文明的曙光阶段，舞蹈、宗教、音乐和医学是分不开的。医生、牧师或者巫神的舞蹈属于最古老的医学和心理治疗，在那里共同大喜和紧张释放改变了人的生理和心理的痛苦，使之得以进行一个新的健康选择。"

医学博士迈克尔·塞缪尔斯（Michael Samuels）和玛丽·洛克伍德·莱恩（Mary Rockwood Lane）在他们的合著的《愈合与艺术》（*Healing with the Arts*）一书中谈到舞蹈愈合性的历史时说："跳舞释放我们沸腾的能量。"该书阐述了一个至今仍以狩猎、采集为生的来自非洲沙漠的布须曼人（Bushman）最美丽的艺术和愈合的故事，99%的人类进化正是在狩猎、采集中发生的，从他们那里可以看到人们是如何用艺术进行愈合的，这是一条令人兴奋的来自数百万年前的线索。哈佛大学的理查德·卡茨（Richard Katz）为卡拉哈里（Kalahari）项目走访了这个民族，在他的《沸腾的能量》（*Boiling Energy*）一书中介绍了他们的治疗仪式：

> 布须曼人整夜跳舞，一个星期会跳好几个晚上，他们相信，舞蹈释放了他们内在沸腾的能量，是良好的医治办法。在舞蹈仪式中，患者的身体变得热得不得了，从而释放出巨大的能量。这些方式往往导致他们的病情好转，有时患者跳一小时后会进入恍惚状态，周围的人会通过抚摸帮助他们进行恢复。这个部落社区愈合仪式是每位布须曼人生活的一部分，没有特殊的或人工的元素，这与当地人经过了数百万年进化所形成的世界观相符。

布须曼人的愈合舞蹈艺术有几个重要的特点。

第一，舞蹈的愈合"艺术"是由每一个人自身独立完成的，而不是他人给予的。有人领舞，但愈合是通过舞蹈本身达到的，物理运动释放了愈合的能量。因此，从一个非常现实的意义上讲，舞者成为自行愈合的艺术家，每个人创造了释放自身内在的医治能量的艺术。

第二，在这个过程中，人们并没有把"艺术"和"医治"分离开来。愈合性舞蹈是一种能量"释放"、一种转换。它不只是娱乐，但它肯定是最令人兴奋的活动。舞蹈和愈合是一体的，我们无法判定舞蹈一定导致了愈合，但可以肯定舞蹈本身是愈合性的。

在当今的印第安人居住区域，印第安人还保留着跳太阳舞（Sun Dance）的传统习俗。许多非定居区的美国人也常去参加这种活动，以清除内在的毒素。如今，广场舞在中国也很流行，正是舞蹈愈合性的民间化、大众化的历史再现。我观看了一些百姓自创的广场舞，有意把对身心健康的节奏动作编到一起。集体跳舞，本身就具有很大的互相激励的心理情感力量。

上述这些都是带治疗愈合性的舞动，但并非真正科学意义上的舞动治疗。这种愈合性舞蹈的历史渊源曾为舞动治疗在美国的产生提供了可行性的依据，当今，又为舞动治疗在中国的推广打开了积极的需求市场。

舞动治疗的创建

早期概念的形成

舞动治疗作为心理治疗体系的理论起源，要追溯到心理学的发展。心理学大师西格蒙德·弗洛伊德打开了人类潜意识的大门，通过语言进行心理动态分析。他的学生阿尔弗雷德·阿德勒（Alfred Adler）和威廉·赖希（Wilhelm Reich）、卡尔·荣格（Carl Jung）把他的理论推进到更深度的悟知，不仅用口头语言观察分析，而且对人的全身动作赋予注意力。

威廉·赖希把对病人心理分析的座椅转向了对病人肢体语言的观察，他不仅分析病人内心压抑的原因，而且分析病人是怎样在躯体上受压抑的。赖希发展了一个建立心理防御的肢体盔甲及其获得自适应活动模式的性格分析系统。在此基础上设计特定的动作练习来疏通其肢体的紧张部分，让心理情感有效地表达并释放出来。

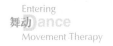

荣格发展地用"活跃想象"（Active Imagination）引导病人表达潜意识的技术，为舞蹈动作治疗铺平了道路。他相信潜意识的象征性符号信息，把梦和艺术性结合的过程作为直接理解其真实内涵的渠道。他主张用舞蹈作为直接的表达：舞出你的梦（Dancing out one's dreams）。20世纪50年代，威廉·赖希的两个学生亚历山大·洛温（Alexsander Lowen）和约翰·皮尔瑞克斯（John Pierrakos）博士创建了躯体心理学（Body Psychology）的一种模式——生物能量分析（Bioenergetic Analysis），设计了一个现代心理治疗程序，有效地结合口头语言、理智思维、肢体肌肉紧张模式及心理情感的表现方式，探索和解决身体与内心的矛盾冲突。该理论强调：个人的特性通过其特有的行为模式得以展示，也通过其肢体的组成及运动的物理程度来描摹。肌肉的全方位紧张作为一个完整体，构成有机体的肢体表达。肢体表达是典型的情感表达的生理观察，是其心理程度的个性化呈现。

心理学的这个对肢体动态注重的发展趋势为舞动治疗提供了水到渠成的契机。

舞动治疗的正式建立和发展

舞蹈用于治疗已有几千年历史，从最早的人类文明开始，它就作为治愈的仪式来影响怀孕、出生、疾病和死亡，但舞动作为一种疗法、一种体系、一种职业，却是在20世纪50年代才逐渐兴起的。虽然舞蹈作为表达方法已跨越几个世纪，但直到过去的半个世纪里，舞动才正式被定性为某种形式的治疗。舞动治疗的发展可分成以下两个阶段。

第一浪潮

玛丽安·蔡斯（Marian Chace）可谓舞动治疗的"鼻祖"，她把舞动治疗的理念引入美国，激起舞蹈动作治疗的第一波浪。她被认为是舞动治疗在美国的创始人。

20世纪30年代，玛丽安·蔡斯在露丝·圣丹尼丝（Ruth St. Denis）和泰德·肖恩（Ted Shawn）的公司进行舞蹈表演，后来在华盛顿特区开设了自己的舞蹈学校，从事编舞工作并任教，她开始思考为何学生并无意成为专业舞蹈家但仍来上她的舞蹈课。在教学过程中，蔡斯认真观察每个人的移动，并逐渐意识到舞动对学生的影响。之后，她逐渐将教学转向侧重于个人的需要。她组织课程，教授并引导学生获得身体和动作的完整性结合，从而达到个人的自我和谐。1942 年，精神专家们了解到她的工作，她被邀请到圣伊丽莎白医院工作。这是一家大型的联邦机构，许多从第二次世界大战战场上返回的士兵在这里得到治疗。舞蹈首次被引入到医疗领域，蔡斯的主要工作对象是患有精神分裂症的病人。那时，还没有医治精神病的药物，大多采用物理治疗。蔡斯用群组围圈的形式开始疗程。她观察病人的紧张、悲哀或者麻木的情绪，常以播放温和的华尔兹舞曲开始。在舞动过程中，病人们的精神得到放松，情绪变得稳定，心情逐渐开朗起来，他们开始互相交流，渐渐从战争的恐惧阴影和创伤中走出来。精神科医生意识到蔡斯舞蹈班对患者的积极治疗作用，便称蔡斯为"舞蹈治疗师"。20 世纪 50 年代，蔡斯建立了舞蹈治疗理论，开始在自己的学校培训舞蹈治疗研究生。1966 年，蔡斯与其他几个舞蹈治疗先驱创立了美国舞蹈治疗协会（American Dance Therapy Association），并被推选为第一任主席。

舞动治疗的另一个重要创始人是玛丽·怀特豪斯（Mary Whitehouse,1911—1979）。她早期师从著名舞蹈家玛莎·葛兰姆（Martha Graham）和玛丽·威哥曼（Mary Wigman）学习舞蹈，随后钻研荣格的思想理论，受训成为一名心理治疗师。她把舞蹈和动作纳入她的精神心理治疗程序，开拓表达性动作的概念。怀特豪斯的治疗对象不同于蔡斯治疗的严重精神病患者，而是具较高自我运作能力的个体。她把荣格分析法引入舞动治疗，使个体通过自发动作进入到潜意识深度。她以荣格"活跃想象"的概念为基础，通过从内部动觉感触引发的自发身体动作、潜意识认知及其表达交流的象征性，从而打开个体通往自觉自我意识和自我改变可能性的大门。

当蔡斯在华盛顿特区实践舞动治疗时，怀特豪斯带着对"活跃想象"理念的无比好奇，将自己的舞蹈与荣格的原则相结合，形成心理治疗的过程。这个过程是让参与者进入一个自发的、富于表现力的舞动探索过程。这个过程被称为深度动作（Movement in Depth），后来被称为本真动作（Authentic Movement）。

特鲁迪·朔普（Trudi Schoop）是美国西部的舞动治疗开创者。第二次世界大战前，她作为专业舞蹈演员走遍了欧洲。第二次世界大战期间，她定居在美国加利福尼亚州，在医院工作。通过创造性的探索和自然的玩耍，使用想象和躯体认知引导病人进入表达性动作和体态的改变。

朱迪思·凯斯腾伯格（Judith Kestenberg）通过对儿童动作发展的研究，把鲁道夫·拉班（Rudolf Laban）的动作符号解析体系引进舞动治疗，并发展为完整的诊断工具。伊姆加德·芭田妮芙把拉班的动作分析体系发展为健康运动基本训练，有效地运

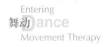
用到舞动治疗临床实践中。

布兰奇·埃文（Blanche Evan）、利尔简·伊斯本纳卡（Liljan Espenak）、阿尔玛·霍金斯（Alma Hawkins）、诺玛·坎纳（Norma Canner）和伊丽莎白·波尔克（Elizabeth Polk）等，先后把舞动治疗引进不同的领域，治疗的对象包括患先天孤独症的儿童、患小儿麻痹症的儿童、生理残疾人、帕金森病患者、老年痴呆症患者、抑郁焦虑症患者、有酗酒成瘾的患者等，他们逐渐把舞动治疗在理论和临床实践中完善起来。

第二浪潮

在20世纪70年代到80年代，美国的心理治疗师们对舞动治疗产生了很大的兴趣。在此期间，治疗师开始尝试运用舞蹈和动作心理治疗。基于治疗师的实验成果，舞动治疗被正式归类为心理治疗的一种模式，得到学术界、医疗界、心理学界的权威认可。今天的舞动治疗就是从第二次浪潮演变而来的。舞动治疗开始被纳入高等学府的硕士专业学科，森思雅·贝拉尔（Cynthia Berral）在加利福利亚州立大学开创了舞动治疗研究生专业，迪安·杜里恺（Dianne Dulicai）在东部费城的哈尼曼大学（Hahnemann University）发展了舞动治疗硕士专业，简·西格尔在中部芝加哥哥伦比亚学院开创了舞动治疗研究生专业，莎伦·蔡克林、琼·邱若（Joan Chorow）、瓦尔姐·达斯卡尔（Varda Dascal）、苏珊·妥涂荣（Susan Tortoro）、梅格·陈（Meg Chan）等，分别在理论建树、心理治疗、家庭治疗、儿童治疗、文化多重性方面为舞动治疗的发展做出了开创性的贡献。

舞动治疗的专业结构及发展

前面讲到舞动治疗在医疗界和心理学界的起步、成型与成长。下面将介绍舞动治疗作为一门正式学科在大学领域的建立、分布与发展。

舞动治疗作为一门学科，起步于硕士研究生专业，有的设立在艺术院校，有的设立在心理学院校。从横向看，舞动治疗学科逐步具有与美术治疗、音乐治疗、戏剧治疗共同发展的趋势，构成了表达性艺术治疗的大体系，从一门专业的规模发展成科系的规模，并普及到本科生水准的基本教育课程；从纵向看，它已经由硕士教学程度发展到博士生深造水准，从培养实践性的治疗师发展到培育科研水平的教育研究者。

下面特别要提一下舞动治疗专业在美国中部芝加哥的发展。

简·西格尔是玛丽安·蔡斯的学生，20世纪80年代初，她在芝加哥哥伦比亚学院创建了美国中部地区第一个舞动治疗硕士学科。芝加哥市长为此授予她"开拓者"荣誉奖章，并命名当时芝加哥市连续三天为"简·西格尔日"。我有幸成为她的学生。1993年4月，应北京师范大学艺术学院黄会林院长的邀请，我作为翻译和助手，随简·西格尔一起来到北京师范大学，给艺术系和心理系的师生作了三天关于舞动治疗的讲座和实践工作坊，为舞动治疗在中国的建立打下了基础。西格尔在美国芝加哥哥伦比亚学院开创的舞动治疗专业发展为舞动治疗心理咨询专业（Dance Movement Therapy & Counseling）后，又发展为创造性艺术治疗系（Creative Arts Therapy），现已成为全美最大的舞动治疗专业，从那里毕业的学生遍布全美心理行为治疗、咨询及康复领域。西格尔2013年因患脑血栓去世，芝加哥哥伦比亚学院建立了西格尔奖学金，吸引了不少世界各地优秀的学生。

舞动治疗作为心理治疗的科学体系已获得美国包括官方、学术界、医疗界、心理界的全面认可，获其硕士学位方可合法地从事舞动治疗专业工作，其学术权威机构是美国舞蹈治疗协会。该机构颁发的舞动治疗师的认可证分为初级舞动治疗师认可证（Registered Dance Movement Therapist，R-DMT）和高级舞动治疗师认可证（Board Certified Dance Movement Therapist，BC-DMT）两个等级，并在全美认可的6所大学设置舞动治疗硕士学位专业、10所大学设置舞动治疗本科课程。

目前，美国设立舞动治疗硕士学位研究生学科的学校有以下几所：

1. 新罕布什尔州基恩市的新英格兰安提阿大学（Antioch University, New England Keene, NH）；

2. 伊利诺伊州芝加哥市的芝加哥哥伦比亚学院（Columbia College, Chicago Chicago, IL）；

3. 宾夕法尼亚州费城市的德雷塞尔大学（Drexel University, Philadelphia, PA）；

4. 马萨诸塞州剑桥市的莱斯利大学（Lesley University, Cambridge, MA）；

5. 科罗拉多州博尔德市的洛巴大学（Naropa University, Boulder, CO）；

6. 纽约州布鲁克林市的普拉特学院（Ratt Instutute, Brooklyn, NY）；

7. 纽约州布朗克斯维尔市的莎拉·劳伦斯学院（Sarah Lawrebce College, Bronxville, NY）。

其中，德雷塞尔大学和莱斯利大学设立了创造性艺术表达治疗博士专业。

舞动治疗专业随着心理行为健康领域的发展在不断健全和更新。有些发展成为舞动治疗及心理咨询结合的专科，毕业生不仅有申请舞动治疗师认证书的资格，也具有报考心理咨询师执照的资格；有些发展成为表达艺术治疗系，学生在学习舞动治疗的同时，还接受美术治疗、戏剧治疗、音乐治疗等课程的培训。

舞动治疗专业设置的基本课程包括舞动治疗的基本理论与实践、躯体动作及心理动态研究、研究方法学、人类心理行为发展理论、心理治疗各种流派的理论与实践、小组心理咨询模式与方法、生理解剖学、躯体运动学、神经学基本理论、心理行为病症的诊断、拉班动作解析体系、多种文化研究、家庭体制治疗理论与实践、身心灵一体理论与探索、临床实习、临床实践病例研究、毕业论文。除硕士学位外，这些专业还设置了一些颁发特别认证书的科目，如拉班动作分析、躯体动作模式分析等。

拥有硕士学位及舞动治疗师认可证书者的应聘范围有精神行为健康医院、神经系统疾病研究所、癌症治疗恢复研究院、脑创伤治疗诊所。据统计，舞动治疗硕士毕业生的就业率达到 98% 以上，舞动治疗师已分布到世界各地。

舞动治疗的心理学台阶

　　舞动治疗的基本理论体系也有着一个逐步完善与发展的过程。在本章中，我们沿着这个心理学台阶拾级而上，一步步迈向通往舞动治疗理论的大门。从我自身的学习经历出发，我认为，第一级台阶是弗洛伊德和荣格的心理动力与心理分析理论（Psycho-dynamic and Psycho-analysis），它们是舞动治疗的心理哲学基石；第二级台阶是埃里克森的人生发展阶段论；第三级台阶是肢体心理学——情感肌肉盔甲及肢体心理功能理论；第四级台阶是性格肢体形态及心灵肢体分裂理论。

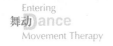

弗洛伊德和荣格的心理学

人从出生到死亡的肢体动作进程及其自我心理的发展相应关系，是舞动治疗理论的一个重要基石。西格蒙德·弗洛伊德和卡尔·荣格开创的心理动力与心理分析理论体系为此奠定了基础。不论当今舞动治疗延伸出多少新的理论和治疗流派，这个体系永远是舞动治疗的心理学立足点。所以，有必要重温该体系的重要观念。

弗洛伊德的心理学

西格蒙德·弗洛伊德（1856—1939）的心理动力学理论提出的重要概念有欲望（Libido）与性心理发展阶段（Psycho-sexual Development Stage）、自觉意识（The Conscious Mind）、潜意识（The Subconscious Mind）与无意识（The Unconscious Mind）以及本我（Id）、自我（Ego）和超我（Superego）。

欲望与性心理发展阶段

欲望也称性欲，是精神分析心理学的一个重要术语，它被该理论描述为生存和性本能产生的能量。根据弗洛伊德的理论，欲望是本能的一部分，是所有行为的原动力。弗洛伊德提出了性心理发展阶段的理论。他认为，这种以性欲望为动力的心理自我即性心理，在 6 岁前基本发展就绪。

这个发展历程共分五个阶段。

阶段一，口唇期（Oral Stage）：

- 年龄段，指出生至 1 岁；
- 性感带，指口唇满足。

婴幼儿与外界的相互作用主要通过口唇发生，所以喂奶和吸吮反射是特别重要的。嘴是关键，婴儿从口唇活动得到快感，如品味和吸吮的刺激，以此获得乐趣。因为婴幼儿完全依赖看护者（负责喂养孩子的人），婴儿通过这种口唇刺激发展信任和舒适感，在这个阶段，主要冲突是在断奶过程中，孩子必须变得较少依赖于看护者。如果停滞性发生在这个阶段，弗洛伊德认为，个人会出现依赖或侵略性问题。口柳可能会导致出现饮食或饮酒方面的问题，譬如暴饮、暴食等。

阶段二，肛门期（Anal Stage）：

- 年龄段，指 1.5 岁至 3 岁；
- 性感带，指大小便控制。

在肛门期，弗洛伊德认为，性欲的主要焦点是在控制膀胱和排便上。这个阶段的主要冲突是如厕训练，孩子要学会控制他的身体需要，从而建立控制感、成就感和独立性。根据弗洛伊德的理论，这个阶段的成功取决于父母接近的方式。进行如厕训练，家长鼓励孩子在适当的时候使用厕所，鼓励积极成果，帮助孩子感到有能力和成效性。弗洛伊德认为，在这个阶段的积极经历是发展成为一个胜任的、富于成效的和有创造性的成年人的基础。

阶段三，性器期（Phallic Stage）：

- 年龄段，指 3 岁至 6 岁；
- 性感带，指性器官。

在性器期，性欲的主要焦点是性器官，包括阴茎、阴道。在这个年龄段，孩子们开始发现男性和女性之间的差异。弗洛伊德认为，男孩开始将父亲作为自己与母亲感情的对手。恋母情结描述了这些感情以及男孩想拥有母亲和取代父亲的愿望。男孩子还担心他将因这些感情被父亲处罚，弗洛伊德称为阉割焦虑或阉割恐惧。后来，有人认为女孩也有相似的心理，会下意识发展对父亲的性吸引，称为"恋父情结"。这个阶段心理发展的停滞会造成未来性身份确认的困难和性行为的障碍。

阶段四，潜伏期（Latency Stage）：

- 年龄段，指 6 岁至青春发育期。

弗洛伊德认为，这个阶段性欲处于休眠状态，大多数性冲动在潜伏期被压抑，性能量可以升华到学习、工作、兴趣爱好和同伴友谊上面。孩子的大部分精力投入到开发新鲜技能、获取新知识和娱乐中，这些活动主要局限于同性别的其他儿童中。这个阶段性冲动处于被压抑状态，孩子多倾向于与同性的朋友玩耍。

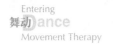

第 6 章介绍的舞动治疗理论的构建者之一朱迪思·凯斯丁伯格（Judith Kestenberg）的儿童动作发展的十个基本节奏与和弦理论，正是以弗洛伊德提出的 6 岁前的三个生理器官关键发展阶段为依据的。

阶段五，生殖期（Genital Stage）：

- 年龄段，指青春期到死亡；
- 性感带，指成熟的性权益。

在心理发展的最后阶段，个人发展了对异性强烈的性兴趣。这个阶段从青春期开始，贯穿于一个人生活的所有部分。在早期阶段完全是个人的需要，然后发展到为他人谋利和服务的兴趣。如果其他阶段的发展成功完成，个人目前心理应该是均匀的、温暖的和富于关怀心的。这个阶段的目标是建立各种生活领域之间的平衡。

自觉意识、潜意识、无意识

根据弗洛伊德的理论，头脑可分为自觉意识、潜意识、无意识三个层面。

自觉意识表现为我们的认知、思考和谈论，这是我们理性的精神处理方面。潜意识是指被压制了的感觉、本能反应、梦呓等。在这部分，常常体现的是我们的记忆，这些记忆可以在不自觉的情景下，在任何时候，轻松地闯入我们的意识。弗洛伊德称这种普通记忆为前意识（pre-conscious），亦称潜意识。无意识是指不为自觉意识所知的、被自觉意识排除的（包括不被社会常规接受的）情感、欲望、需求以及被长期压抑的、痛苦的、受到创伤的经历。

本我、自我、超我

根据弗洛伊德的个性精神分析理论，人的性格是由本我、自我和超我三个要素组成的。三者携手合作，共创人类的复杂行为。

在理论上，舞动治疗的过程正是通过自发舞动开发肢体这个潜意识乃至无意识的仓库，解决超自我意识与本我情感的矛盾，探索真实的自我确认，在创造性舞动中得到超我的升华。

荣格的心理学

卡尔·荣格（1875—1961）是弗洛伊德最优秀的学生，但他突破了老师的局限，反对把所有注意力集中在性欲上。荣格从弗洛伊德的心理动力学理论跳出来，将之发展为更具有组织性的心理动力分析理论。由荣格提出的并对舞动治疗理论产生积极影响的重要概念有集体无意识（Collective Unconscious）、梦析和象征符号（Dream analysis and Symbolism）及性格原始类型（The Origins of Archetypes）。

集体无意识

荣格最初提出的集体无意识是指一段最深的、在潜意识之下的无意识层面。与一般个人无意识不同，它由长期被遗忘的记忆和经历构成。集体无意识是人的最初原型，代表遗传的整套信念和理解系统，这些原型在所有人中都会不同程度地存在着。许多人认为，随着时间的推移，集体无意识将随全球公认和接受的新信息而进化和改变。荣格对舞动治疗理论的影响大于弗洛伊德。第 7 章介绍的舞动治疗方式本真动作（Authentic Movement）即是一个心理分析的肢体化过程，也是一个让集体无意识在自发的动作中浮现出来，从而对自我达到更深刻理解的途径。

梦析和象征符号

根据弗洛伊德的解释，梦是在对象级上的，也就是说，梦是根据梦者和他在现实生活中的人或情况之间的关系而发生的。而荣格介绍的梦乃是主观的度量，即梦揭示的事实。是一个象征性的方式，是个人心理生活中的某些功能或他内在的心理转换。通过这种方式，梦成为变化的一个指标，有时是个性化过程的发展指向。弗洛伊德的梦析方法是回顾性的，也就是说，它主要是指过去的事件，回溯梦者的童年，包括心理创伤、性注视和欲望等。荣格的梦析方法是前瞻性的，梦是梦者走向更加平衡未来的联系，是梦者的自我和自我心理演变的地图。由此，荣格提出了人们要"积极的想象"（Active Imagination）、"舞出你的梦"（Dancing Out Your Dream）。

这个命题给舞动治疗打开了广阔的天地。

性格原始类型

荣格归纳出以下五种性格原始类型。

1. 自我（The Self）。自我是一个原型，代表一个人的无意识和自觉意识的统一。自我的创建发生于被称为"个性化"的形成过程。自我是个性各个方面的集成，荣格往往将自我画为圆形，亦称曼陀罗（Mandala）。

2. 阴影（The Shadow）。阴影是一个原型，包括性别和生活的本能。阴影作为潜意识的一部分而存在，是被压抑的想法、弱点、欲望、本能和缺点。这个原型通常被描述为心灵的黑暗面，代表野蛮、混乱和未知。荣格认为，我们所有人都存在这些潜在的性格，虽然人们有时会否认自己心灵的这些元素，而将其投射到别人身上。荣格提出的阴影，可能采取各种各样的形式出现在梦中或视觉中，它可能会是蛇、怪物、恶魔、龙或其他一些黑暗、野生或外来的身影。

"与你的阴影共舞"是让我很震撼的一堂舞动治疗课：西格尔让我们首先舞出自己心理暗藏的阴影-恐惧、创伤记忆、愤怒或羞辱，等等；然后，找一个伙伴交流，轮流做对方的"阴影"，你与你自己的"阴影"舞动对话；最后，舞出"做你阴影的主宰者，而不是随从者，更不是牺牲者"。全班同学的情绪在这个舞动过程中发生了很强烈的变化。

3. 阿尼玛或阿尼姆斯（The Anima or Animus）。阿尼玛是一个男性心理的女性形象，阿尼姆斯是一个女性心理的男性形象。阿尼玛或阿尼姆斯代表"真实的自我"，而不是我们呈现给别人的形象。作为与集合潜意识沟通的主要来源，阿尼玛和阿尼姆斯的结合被称为朔望（Syzygy）或神圣的夫妇（Divine couple）。朔望代表完成、统一和整体性。

学习舞动治疗理论时，舞动出自己的女性和男性亦是一个重要课题。右手臂代表男性，左手臂代表女性，右半身代表理性，左半身代表情感，伸出扩展代表阳刚，收进缩小代表阴柔，等等，以此度量自我平衡的砝码，修补真实自我和完整自我的缺欠。

4. 人物角色（The Persona）。人物角色是向世界呈现自己形象的方式。"人物角色"这个词来源于一个拉丁词，字面意思是"面具"。人物角色代表我们穿梭于不同群体之间和情况之中时带上的不同社会面具，它的作用是屏蔽负面形象的自我。荣格认为，人物角色可能会采取不同的形式出现在梦中。

5. 其他各种原始性格类型如下：

- 父亲型：权威人物，严厉、强大；
- 母亲型：培育、安抚；
- 孩子型：纯真向往、重生得救；
- 智慧老人型：指导、知识、智慧；
- 英雄型：冠军、后卫、施救；
- 少女型：无邪、渴望；
- 招摇撞骗型：欺诈、谎骗、麻烦制造者。

荣格指出，现有的原型数目不是一成不变的；相反，在特定的时间里，许多不同原型可能重叠或组合在一起。

我刚工作时，在全国舞动治疗学术年会上参加了一个"舞出你的梦：治疗多种性格障碍症"的工作坊。讲演者（不记得她的名字）引导我们探索舞出在生活中不同角色乃至不同性格方面的自我，舞出渴望角色的我，舞出当下主导角色的我……她让我们理解多种性格角色在一个身体中的共存现实，从而找到治疗多种性格障碍症的钥匙。这个工作坊正是以荣格的心理分析学理论中的人物角色和原始性格概念为铺垫的。

埃里克森人生发展阶段论

爱利克·埃里克森（1902—1994）是出生于德国的美国心理学家和精神分析学家，他的理论被称为埃里克森人生发展阶段论。他最杰出的贡献是阐述了自我身份确认的危机阶段（The phrase identity crisis）。埃里克森认为："人类有一个长期的童年，文明化使得童年期更长。漫长的童年造就了人的技术化和精神艺术化，但它同时也给人留下了终身不成熟的情感。"如果童年期的发展不健康、不顺利，便会导致成年期的心理障碍。埃里克森超越弗洛伊德的性发展阶段论，着眼于人的心理自我发展。

埃里克森的著名人生发展阶段论提出人的个体心理自我的八个发展阶段，这八个阶段的年龄划分随时间的推移，心理学家的解释有细微的不同，本书以维基百科的划分为准，参考了索尔·麦克劳德（Saul McLeod）发表于 2008 年并在 2013 年修改的文章《爱利克·埃里克森》（Erik Erikson）。之所以在本书里强调埃里克森的理论，是因为在舞动治疗诊断工具章节里讲述的路易斯肢体动作发展及心理自我成长之对应表格正是以此阶段论为划分坐标的，他提到的危机阶段都会在个人的肢体动作模式上落下痕迹。不理解埃里克森人生发展阶段论，就很难把舞动治疗的重要理论分支——肢体动作的正当发育与心理自我健康成长的重要对应关系吃透。

婴儿期

婴儿期（0~2岁）是第一阶段。在此阶段，自我发展的成果和矛盾是信任与不信任，心理的基本力量和优势是冲动和希望。婴儿从母亲安全的子宫脱胎而出，置身于陌生的大千世界，面临的第一个心理危机和挑战是对环境的信任与不信任。这个危机发生于弗洛伊德所说的口唇期。埃里克森定义信任为对他人的本质真实性认知及对自己信任价值的基本感觉，这是人生心理自我健康发展的最基本要素。

据爱利克·埃里克森的理论，婴幼儿时期的主要发展任务是向他人，特别是向主要照顾者学习如何满足基本需求。婴幼儿依赖于父母，尤其是母亲的安慰呵护，这是婴儿睁开眼睛首先看到的世界，孩子的第一信任对象总是父母或照顾者。如果父母让孩子处于舒适、温暖、亲情稳定、有规律性和可靠的感情环境中，那么婴儿学会取信别人是可靠的，他对世界的看法将是信任的。如果父母不能提供一个安全的环境，而是对孩子疏忽甚至辱骂，生活规律混乱，这将导致不信任感。对这些婴幼儿来说，这个世界是一个不可靠的、不可预测的世界，可能是一个危险的地方。不信任的发展会导致沮丧、怀疑、躲避并缺乏自信的感觉。孩子的头号需求是安全感，这个阶段的成功会形成一个孩子乐观的美德与素质；相反，没有安全感的孩子会背上悲观、恐惧的心理阴影。

幼儿教育期

幼儿教育期（2~4岁）是第二阶段。在此阶段，自我心理发展的成果与矛盾是自主与羞耻，心理的基本力量和优势是自我控制能力、勇气、意志。这个阶段是弗洛伊德所谓的肛门期。随着孩子控制排泄功能的发展，他们开始探索周围的环境。父母仍是保证孩子可以走出去表现自我意志的铺路基石。父母的耐心和鼓励，有助于培养孩子的自主性。这个年龄的孩子对世界充满好奇，喜欢探索周围环境，学习新的东西。但要小心，他们探索的东西有时会是危险的。

在这个阶段，孩子主要学会自己上厕所。这是人生的第一自主、自治的标志，父母对孩子自己上厕所的积极鼓励式训练很重要。与此同时，孩子获得肌肉的强度、协调性和流动性，开始向往自我操作、处理。在这个年龄段，孩子发展他们的第一兴趣，譬如音乐、舞蹈、美术、室外运动、种植植物、饲养动物等。如果父母严格限制，就会给孩子输入一种怀疑意识，不愿尝试新的挑战；如果父母执意让孩子按照家长的设计发展，譬如强迫孩子学弹钢琴、跳芭蕾、认字等，也会扼杀孩子自主意识和独立能力的发展。看护者对孩子的态度至关重要，嘲笑、羞辱或压制都会导致孩子的羞辱感和自卑感。家长积极响应，发现孩子的兴趣，培养孩子独立的能力，将为他们的人生发展奠定独立自主意识。

游戏年龄期

游戏年龄期（4~5岁）是第三阶段。在此阶段，自我心理发展的成果与矛盾是主动与内疚，心理的基本力量和优势是目的性。在这个阶段，孩子的发展着重于学习掌握围绕在他们周围的世界，学习操作技能和基本物理原理。他们经常会问为什么，问自己是从哪里出来的，他们的主动性增加了，对任务的规划、承诺、操作成为其心理主要动态。他们学会了谈话、穿鞋、系领带。在这个阶段，孩子要开始完成带目的性的任务，当他们完成不好任务或者达不到预期的效果时，内疚感便产生。内疚是一种令人困惑的新情感，父母的及时鼓励和帮助是必要的，勇气和独立的发展是学龄前儿童的重要心理准备。

这个阶段的孩子面临主动与内疚这对矛盾的挑战，父母或幼儿园老师如能及时鼓励，通过设计、规划步骤、使用技巧、合作等方式帮助他们做出切合实际的选择，学会达到自己的预定目标。任务的完成会促进孩子对新事物的追求勇气，增加他们的自主性和创造性；相反，如果父母过于保护，不让孩子多动，嫌孩子麻烦，不屑搭理，甚至羞辱孩子，或者利用孩子的内疚控制孩子的行为，便会导致孩子一生对自我需要、愿望或选择的内疚习惯，乃至缺乏自主性。

学校年龄期

学校年龄期（5~12岁）是第四阶段。在这个阶段，自我心理发展的成果与矛盾是制造与自卑，心理的基本力量和优势是方法和能力。此阶段的孩子将学习如何阅读、写作、计算、进行科学试验以及如何自己做事，等等。老师充当了重要的角色，老师不仅要教给孩子知识和技能，更要培养孩子对自我能力的自信心。在这个阶段，同龄人、伙伴以及参加集体活动对孩子来说具有关键性意义，这将成为他们自尊的重要来源。孩子觉得有必要通过社会展示自己的能力，需要同龄人和伙伴的认可与接受，他们由此产生自豪感和成就感。老师或父母如果鼓励、支持孩子，他们的主动性与自理能力就会不断增强；相反，他们老是遭到大人的限制，他们可能会感到孤独，甚至会感到自卑，怀疑自己的能力，无法发挥他们的潜能。

如果孩子不具备社会上流行的某项技能，他们可能会产生自卑、失败的感觉，但这在人生发展过程中未必是坏事，有些障碍是必要的，这能使孩子学会谦虚，学会面对挫折。在能力与谦虚之间的平衡是自我认知、自我造就的重要因素。这个阶段的成功发展会培养个人心理的能力素质。

青春期

青春期（13~19 岁）是第五阶段。在此阶段，心理自我的发展成果和矛盾是身份确认与角色混乱，心理的基本力量和优势是奉献和信诚。青春期即青少年期，是童年向成年的过渡时期。孩子变得更加独立，并开始放眼于未来的事业、人际关系、家庭、住房等。他们希望能适应社会，并在社会上立足。

这是人生发展的一个极为重要的阶段，也是世界观、性格、思维、行为习惯的成型阶段。孩子开始意识到他将在社会上作为成人的角色，他开始重新审视自己的身份，试图找出自己到底是谁。这里涉及性确认和职业确认这两方面的确认。

在这个阶段，青少年的躯体形象发生重要变化。女孩来月经，发育；男孩变声，出青春痘。他们可能一度对自己的躯体感到不舒服、不适应，直到适应了成长的变化。处于这个年龄段的孩子叛逆、爱冒险、容易出事，如果此时能够在个人探索中接收到适当的鼓励和鞭策，将发展出强烈的自我意识，拥有独立能力和控制力，而那些对自己的信念和欲望不确定的青少年将会对自己和未来感到迷惑和不安。健康、成功地完成此阶段的发展会建造一个人忠诚的美德和素质，拥有符合社会标准和期望的生活能力。

年轻成年期

年轻成年期（20~39 岁）是第六阶段。在这个阶段，心理自我发展的成果与矛盾是亲密、团结与隔离，心理的基本力量和优势是所属和爱。这个时期，人生进入与他人分享自我、发展亲昵关系的阶段。年轻的成年人开始探索建立一个与他人长期的、承诺的密切关系。健康、成功地完成这个阶段的发展能够形成舒适的关系，以及在这个关系内所产生的一种承诺的、安全的、关爱的感觉；相反，躲避亲密、害怕承诺和恐惧责任会导致孤独、寂寞，有时甚至是沮丧。该阶段的成功导向爱的美德和素质的建立。

中年期

中年期（40~64 岁）是第七阶段。在这个阶段，心理自我的发展成果与矛盾是生成性、自我吸收或停滞，心理的基本力量和优势是生产及护理。中年期是我们所谓的中年人阶段。这个阶段，人们建立了自己的事业，在一个稳定的关系中安顿下来，开始自己的家庭生活，养儿育女，自我有了变化，不再是一个独立存在的个体，而成为家庭中的一部分。中年人向社会的回报是通过自己孩子的健康成长、富有经验和成效的工作以及参与社区活动和组织。如果这个阶段的任务目标失败，人会停滞不前，并感到无生产性、无创造性。该阶段的成功则会给人以创造感、成就感、贡献感，从而塑造关爱的美德和素质。

成年后期

成年后期（65 岁至死亡）是第八阶段。这个阶段的心理自我的发展成果与矛盾是自我完善与绝望，心理的基本力量与优势是智慧。

65 岁以后，人进入老年阶段，这是人生的最后一个阶段。这时，人的生活节奏逐渐慢下来，把注意力放到退休生活上。正是这个时候，如果一个人视自己的人生之途的主导是成功，便开始考虑自己的成就，从而发展自己的完整性；相反，如果一个人在此阶段看到自己走过的生活之路是非创造性的，远没有实现自己的人生目标，便会感到内疚、不满，常常可能导致抑郁和绝望。这个阶段的成功会产生智慧的美德和素质。智慧使一个人回首自己的人生，以获得完成、结束的完整感觉，从而能够无畏地、坦然地面对和接受死亡。

情感肌肉盔甲及肢体心理功能

下面介绍以肢体观察为中心的心理学和肢体心理学理论，该理论又称为身心合一理论，为舞动治疗的体系化建立打下了扎实的科学临床基础。

情感的肌肉盔甲

威廉·赖希（1897—1957）是身心合一理论的开创者，出生在奥地利，是弗洛伊德之后的第二代心理学家。他在其代表性理论著作《性格分析》中提出了人体的七个特定心理情感盔甲领域（Seven Armor Segment），指出在性格分析工作中，我们遇见了盔甲的功能及长期固定的肌肉态度之形式。

威廉·赖希定义"肌肉盔甲"（Muscular Armor）为肌肉的态度或慢性肌肉痉挛的集合。它是个体建造的障碍以阻止情绪发泄和器官感觉，尤其是焦虑、愤怒和性激动。

七个肢体抵抗情感流动的盔甲领域主要在躯干部位，包括：

1. 眉眼部盔甲领域（Ocular Armor Segment），是指眼球、眼睑、前额和泪腺肌肉收缩和固定；
2. 口腔段盔甲领域（Oral Armor Segment），是指整个下颚、口腔咽喉和枕部及后头部的肌肉结构，包括嘴周围的肌肉；
3. 颈部段盔甲领域（Cervical Armor Segment），是指颈部、下巴和舌头组织结构部分；
4. 胸腔段盔甲领域（Thoracic Armor Segment），是指喉咙、肺部及其周围的肌肉结构；
5. 膈膜段盔甲领域（Diaphragm Armor Segment），是指上躯体与下躯体过渡的部分，从胃部到腹部，这是躯体的中心；
6. 腹腔段盔甲领域（Abdominal Armor Segment），是指腹部及下背部；
7. 盆腔段盔甲领域（Pelvic Armor Segment），是指生殖器官、尿道和肛门，以及臀部区位的结构。

瑜伽脉轮理论（Chakra）也把人体心灵分为七个部分，我们可以对照一下威廉·赖希的肌肉盔甲理论对人体躯干部位的划分。

1. 海底轮（Muladhara），位于脊柱底部，是人的最大潜力、原始的能量和基本的生存需求。

2. 生殖轮（Svadhisthana），位于肚脐之下，小腹部至生殖器官区位，涉及性感觉和爱的能力以及最亲密的人际关系。

3. 脐轮（Manipura），位于肚脐部，涉及原始的情绪、强力驱动和社会认同。

4. 心轮（Anahata），位于心脏部位，涉及亲情、爱情、自我表达的感情。

5. 喉轮（Vishuddha），位于喉部，涉及思想沟通、表达和自我认同。

6. 眉间轮（Ajna），位于眉宇之间及前额部位，涉及权力的头脑和高度的自我意识。

7. 冠顶轮（Sahasrara），位于头顶部，涉及自我实现的经验和神灵启示。

观察确定患者的情感封锁或储藏的肢体领域段极为重要，这往往是舞动治疗师治疗患者的入手处或最具挑战性的、难度最大的工作区域。

实践与案例

这是我经历过的一个病例。

医生让我给患有严重抑郁症的中年男子迈克进行动作治疗，因为迈克不断抱怨肢体疼痛。我观察迈克躯体的紧张区域，他有很多盔甲区，如眉宇部、下腰腹部，最明显、严重的僵硬区域是在颈喉部。

我让他仰面躺在地上，做芭田妮芙健康动作的呼吸和脚跟摇动。他因颈喉部的僵硬，头部摇动不起来。我让他放松全身，让地面承担所有的压力。得到他的许可，我帮他做脚跟摇动。他的颈部终于放松了，头部被脚跟牵引的脊椎带动，点动起来。摇着，摇着，迈克流泪了。他开始述说自己肢体封锁的情感创伤记忆。

他是在伊拉克战场受过伤的特种兵退伍军人。他经历了惨不忍睹、惨不忍听的现场、酷刑、摧残、死亡……几乎每天都经历着同样的噩梦，血淋淋，不能呼吸，肢体撕裂，浑身刺痛。他抑郁，寡言。从未与人包括他的爱妻谈过自己的创伤经历和情感挣扎。他把情感记忆封锁在颈喉部。这是思想沟通、表达和自我认同的情感区域。战争中的残酷血腥经历使他的自我价值观上下颠倒，从爱国英雄主义的自信跌到负罪、自责、自卑的迷茫中……疗愈从这里开始了。

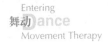
肢体的心理功能

后人继续了威廉·赖希身心合一的理论。肯·迪赫特瓦尔德（Ken Dychtwald）博士的著作《身心》（*Bodymind*）以赖希的情感肌肉盔甲理论为基础，具体解析了肢体的部位及其心灵情感的对应，以及身心分裂在肢体上的特征。他指出，身心组合的基本因素包括遗传基因、物理活动经历、情感和心理活动经历、生理及心理营养、社会环境等。这里主要介绍肯·迪赫特瓦尔德博士讲到的肢体各部位的心理功能及其与特定情感驱动的相应关系。

有意思的是，身体与心灵本是两个不同的词汇，这里把它们合为一个词汇——身心。舞动治疗正是基于身心一体的科学论证，视身心为一体是舞动治疗的入门钥匙。肢体从来就没有离开心灵而存在，肢体的每一个部分都具备其心理情感功能。

脚

一个人的脚和他使用脚来支持和平衡的方式，非常好地表明该人的稳定性和脚踏实地的程度，一个人身体的接地方式往往与他的情感接地方式相同。根据威廉·舒茨的理论，脚在心理上的作用是至关重要的，因为它们与现实接触，与地面和重力相关。在身体上，脚的不平衡引发总体结构的不平衡。由于它们的结构和功能，双脚表明长期的习惯性立场和态度。

1. 平板脚（Flat Feet）。如同打曲棍球、冰球的人永远在滑动中，无法完全落地，无法彻底地坐着等待。
2. 紧抓脚（Clutching Feet）。脚趾下会卷曲和拱起，企图掌握地面的稳定力量和自我支持，他们可能总在企图控制跑开的强烈愿望。
3. 走路时重心落在脚后跟（Weight on Heels）。给人夸张的稳定感和果断错觉，实际感到恐惧，易被推倒。
4. 用脚尖走路（Tip Toes）。欲飞状态，难与地面接触，总处在梦中和想象中，具有艺术境界。
5. 张趾脚（Lead Feet）。稳重、可靠，但不爱变动，缺乏想象力和创造力。

腿

腿的发展是躯体和心理情感使用方式的结果，不同类型的腿部结构可以导致特定的行为风格。

1. 无力、未充分发育的腿（Weak and Underdeveloped Legs）。可能难以有效地与地心接触，因为自我支持系统的弱点和脆弱，很难让自己站稳脚跟。
2. 肌肉极度发达的腿（Massive and Over-muscled Legs）。花了大量的时间"持有"，难以适应多变化的运动和非结构化的、自发的活动。
3. 肥胖、不发达的腿（Fat and Underdeveloped Legs）。移动极其缓慢，难以采取行动和完成任何需要精力的活动。
4. 精瘦、结实的腿（Thin and Tight Legs）。干将型，腿部的精力旺盛，但做事可能有"三天打鱼，两天晒网"的可能，常常会有冲突显示在腿部关节点。这个人可能会有些不稳定，运动行为模式表现不一致。有时，具有巨大的流量和动能；有时，则十分笨拙、慌乱。

骨盆

骨盆是身心灵的重要区域。在结构上，它是整个上半身赖以存在的基础。一方面，骨盆促成了腿和脚关键性的结合；另一方面，它又是脊髓和躯干至关重要的连接；同时，作为另一身心灵区域的主体，包含尾骨、骶椎。这些椎骨负责激活神经线路，这些神经线路为肛门和性器官提供能量，给予双腿生命活力。骨盆的位置使它成为一个主要的身心单元，而它的功能使它成为身体上半部和下半部之间的"铰链"介导，其健康、灵活的运作被认为是一个自由流动身心必要和至关重要的因素。

1. 肛门部位。生存精力的流动部位。肛门紧张和障碍（Anal Region Armoring and Blockage）与生存欲望、生存需要的挣扎、奋斗相关。
2. 生殖器部位。性精力欲望的流动部位。生殖器紧张和障碍（Genital region Armoring and blockage）即性压抑导致各方位的心理变态。

腹部和腰部区域

1. 腹部。这是身心灵的感觉中心。我们的肚腹是我们情感和激情的起源。当我们的生活中有事情发生时，我们会产生感情，这些情感似乎是从我们的肚肠里"成长"出来，为了找到满意的表达方式，这些情感将寻找各种可能的渠道向身心的其他部分蔓延。情感被认为是运动中的能量，一旦它们被创造出，它们将试图释放自己，除非被身心灵的信仰和机制的冲突所限制。

2. 后腰。这是一个很多人有大麻烦的部位。腹部的压力会引起腰痛、背痛甚至导致创伤，后面的肌肉长期受到约束，从而使该部位易受伤。一般而言，看上去极其理智的人，其后背肌肉经常是紧绷的；相反，易冲动的人下部的肌肉通常比较灵活。

膈膜

腹腔膈膜是扁平片状肌肉，长在肺部以下，胃和腹腔神经丛中，胰、肝、胆、十二指肠、肾之上。当这一区域处于紧张状态或被控制时，其结果是感情的压抑、呼吸的隔绝、精力流动的堵塞。通常情况下，人们把不必要的感情放入这个防御盔甲区域，通过操纵这些膜片本身的肌肉，使之紧绷、僵化，从而暂时扼杀了情感。

当膈膜灵活、运作良好，情绪便得以通过它自然、自发地畅流；相反，当情绪长期憋在肚子里，隔膜便会变得僵硬。在膈肌区域形成堵塞消极不快情感习惯的同时，也减弱了对愉快的感受和喜悦的体验。因为，这个封锁区域逐渐失去感觉和表达情绪的能力。

胸部

胸部是初级感觉的调焦镜、翻译机和放大器。它不仅处理从腹部向上流动穿过膈肌的情绪，还把激情和人际关联输入这些感受。情绪、想法、反应、表达等各种信息都在胸腔里汇成漩涡，这些信息从产生到表达，持续不断地改变着形式和方向。胸部负责处理身心灵不同方面的和谐统一，它往往反映个人风格，反映他在生活中用这些元素来塑造自身的方式；反过来，一个人的表达、激情、人际交往的方式将强烈影响其胸腔区域的性质和结构。

1. 收缩型胸部（Chest Contraction）。胸部收缩反映人狭隘、脆弱的心胸。如果胸肌是不发达区域，往往允许最小流量的个人感觉和精力通过。胸部收缩的人令人感觉他总是向外出气，此人难以在这个本应充满激情、张扬生命的世界里建立和维持一个充满活力的电荷。他的行动将更加被动，缺乏进攻性。他的感情偏抑郁，他的行动可能会倾向于恐惧和自卑，往往缺乏信心和自我激励感。

2. 扩张型胸部（Chest Expansion）。胸部扩张的人往往有一个过于发达的胸部。这类身心结构鼓励能量和激情流通到这个区域，以影响到其他身心区的流通，通常会造成骨盆或腿部的损害。这类人似乎很难从其他人那里接收能量，如果要接收其他人的能量，首先必须放下过度充足的"前部"，而胸部扩张的人往往难以做到。胸部收缩的人往往因为胸部缺乏能量经常抑郁和苦闷；胸部扩张的人会患上慢性焦虑、高血压，并有可能有肺部和心脏问题。

肩膀

肩膀与胸腔密切联系在一起。由于它所处的位置，肩膀有责任调节躯干情感威力与胳膊、手这些表现元素之间的关系。肩、手和背的上半部主要涉及"做"和"表达"，表现一个人的性格。

通过观察它们的形式和功能，我们可以了解到一个人为人处世、自我管理的方式。

1. 弓形（Bowed）、圆肩（Rounded Shoulders）。这类肩型传递给人的信息是整个世界的重量都在他的肩膀上。他们似乎承担着比他们应该或能够承担的更重的责任，是超负担类型。

2. 凸起肩型（Raised Shoulders）。肩膀耸起，大大高于它们的自然形状，表明恐惧的态度。如果我们不能够释放这种恐惧，我们可能进入冻结状态的慢性恐惧。这种类型的身心姿势往往与偏执妄想的状态相对应。

3. 平方肩膀（Square Shoulders）。它们传达权力和自信，以及承担负重的能力。方肩的人往往非常关注自己向世界展示的形象和方式，在某种意义上，其肩膀甚至可以与其自我的发展相比较。

4. 向前耸凹的肩（Forward and Hunched Shoulders）。通常反映一种慢性的自我保护态度和对被伤害的恐惧。此人可能会看到自己的高度脆弱性，试图用他的肩膀和手臂来保护他的胸部和心脏。

5. 缩回或后拉的肩。看起来他好像在强迫自己不要发脾气或打到别人，这个人似乎对他的生活情况感到恼火，希望与外面的世界战斗，但又不太能这样做；相反，他把感觉情绪的冲力锁定在他的肌肉，使之成为另一种形式的"冻结历史"。

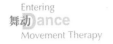

上背部

由于人体头脑的复杂结构，几乎所有动作都离不开脊柱的肌肉和神经通道，几乎所有身心形式的紧张都表现在沿着脊柱的某处。反过来，脊柱区域的紧张和堵塞会影响相关器官和四肢，使其受损。从这个角度看，脊柱的健康能量流动与和谐是非常重要的，可以说，脊椎是全身心的"脊梁骨"。

当感情被封锁、气流被中断、表达被挫败或行动被限制，气体的能源释放常常被存放在沿脊柱的直接影响身心灵部分的地方。脊柱变成了"垃圾堆"，堆放着那些不想要的感情和尚未解决的冲突，这些情感、情绪暂时隐藏起来，并不断积累和增长，最后由于过于拥挤开始转化为愤怒和仇恨。如果没有表现出来，这种愤怒会转化成麻木和苦涩，这种麻木和苦涩将渗入整个身心，企图成为其他方面积累的紧张和冲突的释放渠道。当这种情况发生时，个人不再是有意识地"控制"愤怒的情绪，而是意识会受到阻碍，会开始无意识地控制自己的行动、动作和表达。

手臂

无限制的情绪和能量流动通过胸部向上进入肩膀和手臂，并通过颈部到脸。双臂和双手提供渠道，让高功能的情感得以表达并且转化为行动，如捶打、抚摸、出拳、拉扯、拽、给、拿、砍伐、自我保护等。

腿从骨盆向下延伸，相对于地球的引力而动作，手臂从心脏辐射出，为相对世界的人和事之"引力"而动作。手臂通过各种动作，替身心的其他部分工作，它们使那些感情得以与他人沟通。手臂甚至可以被认为是从胸部、腿、骨盆、腹部、颈部和头部延伸到外面世界的探针，它们沟通了大量的信息，向身心的其他部门传递在身心之外发生着什么。

健康、无限制的手臂是强壮而灵活的，它们有力而不失温柔，能够达到和保持以及退出和拒绝，能够给予也能够接受，能够出击也能扇风。

体现在手臂的能量失衡主要有以下四种方式。

1. 无力、未充分发育的手臂。弱点通常是在胸部或腹部，经常在肩膀处锁住能源和表达。常感觉双手冰冷，往往在处理人际关系上无能为力。

2. 肌肉极度发达的手臂。通常在个人的表达和与人接触上缺乏文雅和敏感性，他可能把人作为"物体对象"。此类人遇事可能诉诸于蛮力，他想要什么都企图抓住不放。

3. 精瘦、结实的手臂。手臂肌肉的僵硬发展，体现出一个人为人处世的态度。具有此类手臂的人往往难以长时间地抓住任何事物。因急于抓住，往往导致无法保持注意力和表达的集中性。

4. 肥胖、不发达的手臂。反映了个人行动的呆板。此类人难以采取行动和维持在整个活动中的气力能量，由于重量负荷和情感惯性，他毫不犹豫地把自己埋在自己的躯体之中。所以，有些时候，当别人向其伸手时，因为他身心各区域缺乏足够的精度和精力的流动性，他的表达往往是极度戏剧化和笨拙的。

颈部

颈部是人类一个奇妙的身心灵部分，由于它的特定位置，造成了与情感间理性复杂而重要的关系。由于情绪从腹部和胸部向上流动，它们进入脖颈，在那里，它们被进一步翻译成思想和话语。颈部既是情感流必经的身心途径，又是一个加工点。在某种程度上，可以把颈部和喉咙比作振动的音乐弦簧，生命能量和原始的情感通过它传递，并转换成声音和概念。胸部扩大这些情感流动，它使颈部的功能得以排序和完善，派遣它们到喉咙、脸部等相应的目的地。颈部是大脑与其他身心部分通信的主要通道，所有交流都会通过该通道，脖子为传入和传出的呼叫之间提供了充满活力的联结。因为它的结构和位置，颈部必须不断在感情和思想、冲动和反应之间进行调解。因为颈部的主要身心功能是"调解员"，其紧张往往会伴随着另一个重要的身心灵区域的冲突和紧张。正如亚历山大·洛文所说："头的轴承与自我的质量和强度具有直接性关系。"

脖颈位置的不同类型是不同心理习惯的体现。长期习惯向前伸脖子的人往往习惯首先用脑袋（即他理性的自我）接触世界，然后再用自己的躯体（即感性的自我）来接触世界。头，作为一种身心探索器，提前于躯体，领先观察，审视和评估心理状况，然后再允许躯体进入状态。习惯弯脖、耷拉着头的人，身体似乎无法承担头的负重，难以面对外界和来自日常生活的挑战。头向右偏，说明傲慢、防范。头向左偏，说明可爱、活泼。

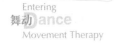

口腔区域

这个区域负责各种表达的行动，包括说、哭、笑、吃、咬、唱、嚷等。该区域的健康活力来源于这些行动与情感的自由流畅，如果这些行动遭到限制，紧张与障碍即会出现。喉咙的肌肉紧张一般表现为害怕表达，喉肌紧张导致呼吸受阻，长期压抑情感，会造成喉部疼痛或嗓音嘶哑。

下颚常常是阻止哭泣的部位，多因幼年咬牙控制情感导致颚部肌肉持续紧张。有人会因在睡觉时紧咬牙关以抵抗潜意识的焦虑、悲哀，第二天早上，下颚锁住，难以张开。

脸部和头部

脸部是你展示给世界的面具，它的组织运动体现你的内心感觉。但很多时候我们做出与内心感觉相反的表情，这种矛盾会在面部形成紧张，盔甲脸部区域也可能是创伤经历造成的。在极端恐惧或悲哀的状态下，拴锁脸部肌肉的力量会使面部抽搐。前额和眉骨具有与肌肉面部表达运动的紧密联系，往往影响我们的思维。脸部区域的肌肉亦可称为"理性"肌肉或"思考"肌肉，长期的面部紧张会造成慢性头痛。

性格肢体形态及心灵肢体分裂

性格的肢体形态

朗·克兹（Ron Kurtz）博士和海克特·普莱斯特拉（Hector Prestera）博士在他们的著作《肢体的述说》（*The Body Reveals:What your Body Says About You*）中谈到五种典型的肢体类型及其情感性格特征。其归类不免有些类型化、简单化，但它却是一个完整的、从肢体角度着眼认识心理性格基本特征的勾画图，对我们理解舞动治疗的理论很有帮助。在舞动治疗的过程中，通过重新塑造肢体形态来改变思维模式和行为习惯是一个很大体量的工作内容。

在《肢体的述说》中列出的几类肢体典型主要有需求肢体类型（The Needy Body Type）、僵硬肢体类型（The Rigid Body Type）、负重肢体类型（The Burdened Body

Type）、头重肢体类型（The Heavy Top Body Type）以及多是女性的臀部过重肢体类型（The Heavy Bottom Body Type）。

需求肢体类型

1. 主要结构畸变：全身表现软弱无力、消瘦，头向前伸（也可能耷拉下来），胸部看起来塌陷，膝盖被锁定。

2. 给人印象：身体看上去需要他人支撑，让人感觉疲劳无力。

3. 性格特征：容易泄气，容易抑郁，处理事情有困难，需要他人多关照，需要很多朋友和参加社交活动。

4. 行为模式：无法表达愤怒，需要帮助时以儿童的方式表达，非理性冲动，总处于依靠他人的位置，声音略带伤感。

5. 潜在恐惧与情感：强烈害怕被抛弃，害怕孤单，感觉空虚和孤独，对没有关怀和爱护感到不满。

6. 肢体结构特点及情感展示：头向前伸，渴望被关怀。滚圆肩膀，缺乏进取心，不能用双臂索取。胸部下沉，感到伤心和孤独。用腹部紧缩来阻挡空虚的感觉，膝盖被锁定，在缺乏精力和勇气的情形下撑起身体。

僵硬肢体类型

1. 主要结构畸变：全身紧张、直立、士兵姿态，伸肌（骨骼肌的一种，通常是指通过收缩动作而能引起关节处骨骼伸展的肌肉）支撑躯体笔直以至向后弯曲，脖子和肩膀僵硬，胸部膨胀。

2. 给人印象：像警觉的哨兵在执勤，摆开准备对付挑战的架势，带有侵略感，看起来随时准备采取行动。

3. 性格特点：常有挫败感，感觉被反对、被阻止或挑战，渴望成功，渴望因成就而获得他人的钦佩，难以放松、放缓、容纳事情。

4. 行为模式：一般很活跃，通常是理性的、有逻辑的、严肃的、富有成效的。容易思考规则、事实、技术事宜和细节。这类型的女性可能相反，她们追求一个全球性的、以浪漫为基调的精神生活，容易被激怒，积极进取，但不善于处理温柔细腻的情感，声音往往给人留下强烈、深刻的印象。

5. 潜在的恐惧与其他情绪：有一种被压制的强烈恐惧，对父爱的深切渴望，愤怒于

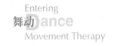

不是因为自己本身而被认可、被爱、被支持，而是总要去满足别人的期望。

6. 结构特点和相应情感：强大下颚，表现出决心和侵略性，憋住恐惧和哭喊的冲动。颈部和肩部僵硬，在保持单一进取目标的同时挟持愤怒与怨恨。宽肩膀稍稍后仰，随时准备承担责任，渴望被接纳为一个完整的成年人。充气胸部，外在形象骄傲、强悍、独立，内心潜流悲伤和向往，尤其对温柔的渴望。盆骨总是处在紧张待发的位置，无法在此部位进行自由流动的、自发的运动。腰部紧张，支撑盆骨的位置，臀部圆滚、匀称，表明具有获取胜利快感的能力。腿肚筋紧张，与腰部共同牵制住盆骨。盆骨紧张导致大多情况下感到挫败、焦躁，难以放松、放弃、尽情享受。

负重肢体类型

1. 主要结构畸变：仿佛有东西压在肩上，矮敦厚实，屈肌（使关节屈曲的肌肉）弯曲使身体前倾。

2. 给人印象：看上去紧张，脊背、头部、肩膀好像都负有重压以至身体不能动弹，好像陷入无法逃避的晦气情形之中。

3. 性格特征：让人感觉他无处可去，似乎每个动作都要花费很大气力，总是有压力在身，深深的忧患意识，充满自卑感，极度渴望与人亲近。

4. 行为模式：难以表达感情，难以坚持或说出自己的意见，但有时会很固执并能在与大多数人对峙的情况下坚持住。倾向于处在随从的位置，或者用侵略性的态度掩藏真实感受。其语言总有唠叨、牢骚的感觉，或成为进攻性的，把自己的感受强加到他人头上以掩盖自己的抱怨。

5. 潜藏的恐惧和其他情绪：有深藏的恐惧、无助的绝望，被困或迷失，总感觉不如别人，压抑怨恨和愤怒，用奋斗、挣扎获取生命的感觉。

6. 结构特点和相应情感：下颚厚实紧张，展示努力和坚持。颈部短粗，害怕选择，不敢伸脖子，尽管怨恨，绝望的情感也被锁在颈部。头部被拉进肩膀，回避躲闪，好像无法面对预期的打击。肩膀向前耸动，结实敦厚，忍住愤怒，甘当受难者，愿意首当其冲承受处罚。身体弯曲向前，总有一种挫败感，身体的前部分短而紧，往往控制情感，尤其是悲哀和无助之感，盆骨卷起，这是一个典型的恐惧架势，但臀部丰满，极大的愤怒也关在那里，当臀部扁平，其身心愉快的能力也会消弱。大腿沉重，因缺乏平衡，双腿拖着沉重的躯体，腿肚筋十分紧张，与腹肌一起撑住盆骨卷起的架势。

头重肢体类型

1. 主要结构畸变：腰部以上身体膨胀，腰部以下变得单薄，强烈的紧张积聚于头部、颈部、盆骨和双腿。

2. 给人印象：充满自傲或愤怒，看上去自我欣赏，爱摆出架势，疏远他人，以与众不同的方式生活，强烈的权力欲，渴望别人的尊重，往往因漠视生活中的痛苦而鲁莽行动。

3. 行为模式：忽略他人的需要和感觉，忽略自己的需要和感觉，爱操纵别人，喜欢用诱人的技巧威吓别人，试图改变别人的行为，夸大自己的成就，机会主义并冲动。

4. 潜在恐惧和其他情绪：深深地害怕被别人压倒和控制，总爱压倒他人、控制他人，为自我生存和独立斗争，会因被利用而极度愤怒，渴望亲昵感。

5. 结构特点与相应情感：头部重心，过分强调思维、幻想、计划。头部紧张，行动基于意志，通过头部肌肉的紧张而保持努力奋斗的状态。头部紧张，愤怒、恐惧都锁在头部和颈部，挺起的胸部和颈部表现出傲慢和自信。手臂和肩膀可能宽大，展示力量和侵略性。盆骨紧缩，消弱身心愉快的能力。下半身紧张，现实思考总伴随着被使用的愤怒或被淹没的恐惧。

臀部过重肢体类型

1. 主要结构畸变：下半身与上半身的比例不大协调，比起正常的躯体，臀部、双腿、盆骨过大，而胸部、肩膀偏小。

2. 给人印象：从腰部以上看去像娃娃或年轻女孩，从腰部以下看去是一个性感的成熟女人。

3. 性格特点：专注恋爱、家庭、孩子、社会地位，深切渴望被接受，容易感到挫败，喜爱热闹，富有情感和性生活。

4. 行为模式：关注感情，敏感，情感易受伤。可具操纵性，常使用她的天真或者性感控制他人。她也可以很温暖，出手大方，容纳他人。她追求并肯定自己的价值和女性特征的位置，当她遭到拒绝，会变得很容易心烦。她的声音和动作往往很性感。

5. 潜在恐惧和其他情绪：此类人有着深厚的感情和受到伤害的恐惧，尤其是对被自己感兴趣的男人拒绝的恐惧。被拒绝时会愤怒，有对被接受的向往。

6. 结构特点及相应情感：因为急于接纳爱，肩膀紧绷。胸部紧窄，害怕被拒绝，保护、限制心脏部位，渴望无条件的爱，害怕疼痛。宽骨盆，尝试性放纵，以弥补受阻的心，渴望真正的温暖和女人味。

主要的肢体心灵分裂

对舞动治疗具有重要理论意义的另一重要内容是肢体心灵分裂理论。肯·迪赫特瓦尔德博士在其著作《身心》中还提出，人的肢体因心理情感的矛盾而显出不平衡的分裂。我是二十多年前上学时接触到肯·迪赫特瓦尔德博士的这本《身心》的，当时如获至宝，尤其其中的身心分裂理论让我茅塞顿开。虽然这不是舞动治疗体系内的书，但从我个人的学习经历来看，它对我进入舞动治疗起到了里程碑的作用，让我真正了解了自己的身心结构，肢体姿态动作习惯，心理情感经历创伤的肢体记忆和写照。我上学时用这个理论写了自我心理情感矛盾之肢体分裂表现分析的论文，获得了奖学金。最近该书应市场需求又再版发行。我极力向同学们推荐该书，推荐该书中的身心分裂理论。

身心分裂主要包括左右分裂（Left and Right Split）、上下分裂（Top and Bottom Split）、前后分裂（Front and Back Split）、头颅与身躯分裂（Head and Body Split）及躯干与四肢分裂（Torso and Limbs Split）几种。

左右分裂

肢体的右半边受左脑支配，代表男性、阳刚，其特点是具有逻辑性、理性思维、进攻、主动、果断、权威，具有开创性能量；肢体的左半边由右脑支配，代表女性、阴柔，其特点是感性、情绪化、被动、想象性思维、全体性表达、接受性能量。

左右分裂的人，有的表现为有力、活跃的右半身肌体动作，多用右手控制左手，右腿跨压左腿，睡觉偏躺向左边，从而导致左半部无力、僵硬甚至疼痛，他们倾向于长期用理性压抑情感。

实践与案例

68 岁的比尔是名退休工程师，长期患抑郁焦虑症。他的左肩僵硬，高于右肩，左臂难以高举。他说，他的骨骼并没有问题，他焦虑严重的时候，左肩封冻，手臂完全不能张开。他生长在情感封闭的家庭，家人之间几乎没有什么情感交流，成家后他与妻子、儿女之间也没有交流情感的习惯。他的父亲严厉、古板、事业成功，但有焦虑乃至强迫症。他从小就习惯按规矩行动，负担责任，习惯性担忧每一个举动的错误，强迫自己做没有兴趣的事。他的父亲、姐姐都有左肩胛封冻症状。每次我让他躯体放松，他的左半部会猛然抽动，他的肢体不习惯情感肌肉放松。他是典型的身心左右分裂型，我给他很多左半部训练，在这个过程中，长期积蓄的愤怒情感发泄了出来。

上下分裂

肢体的下半部与地心连接，展示稳定、移动、平衡、支持、扎根，建立舒适的根基、隐私、支持、内省、性欲。代表情感的稳定性、依赖性，决定运动与停滞。肢体上半部掌管听、说、表达、打击、抓握、拥抱、交流、呼吸、社交、人际交流与控制、自我确定、志愿激励与行动。

实践与案例

我的舞动培训班里有两个女性是好朋友，她们都是中年教师。一个动作沉稳、缓慢、均匀，双脚总是站住固定的地点，平衡性很好，有下蹲倾向。另一位像蝴蝶，双手动作很多、很快，不停交换，习惯脚尖落地，恍恍惚惚，好像云里飘。两者都是上下分裂。在她们自我介绍之前，我基本上可以分析出她们的性格：前者稳重、内向、有主心骨，办事脚踏实地，安家型，但缺少想象力、创造力和探险精神；后者富于幻想，善于表达，爱冒险和交际，属浪漫型，但缺乏持久性、计划性。她俩连连点头称是："之所以我们成为好朋友，是因为我们彼此正好可以互相弥补缺陷。"

前后分裂

肢体前部表现社会的"我"，自觉意识的"我"，涉及日常的穿着、欢乐、渴望、关怀、爱、欲望、交流、情感领域、行动领域，由面部、胸部和前臂呈现。躯体后部包含隐秘的"我"，潜意识的"我"，储藏"我"不想面对、也不想让别人知道的东西，如创伤记忆、羞耻感、罪恶念头、仇恨等消极情感，由后颈、脊背到后大腿来承担。

实践与案例

　　医院成人艺术治疗小组里来了一位病人，名叫罗比，是一位40岁左右的男性，南美血统，中等身材，胸脯宽厚，肩膀结实。他说他有一个完美的家庭（一位爱妻、一对可爱的儿女）、理想的工作，自认为是个好丈夫、好父亲、好职员。突然一天早上醒来，他感到精神崩溃，抑郁、焦虑、恐慌让他起不了床，他本人完全不理解这是为什么。为此罗比去了医院做血压、血液检查，检查结果也没有发现任何问题，于是他来到我们这里。我跟他面对面坐着，听他说话，感觉他是一个宽厚、体贴、善良、懂得给予的好男人，是那种女性都会觉得可依靠的男性。

　　在艺术治疗小组里，我让每个人做画报图片剪贴，把一张大画纸折起，在纸的外面贴上向外界展示的自己或在别人眼里的自己，在纸的里面贴上真正内心的自己、别人看不到的自己或要隐藏的自己。在大家开始操作前，我让他们闭眼一分钟放松全身肌肉的神经，我从他们身边轻轻走过，我观察到罗比的脊背比一般人僵硬，像一块铁板，一动不动。在做剪贴画过程中，我觉察到罗比的脊背偶尔抽缩、颤动一下。作画完成后，罗比突然站起来，浑身发抖："我从来没有意识到自己的内心这么可怕，都不敢看自己，"他的面部表情一反常态，痛苦、扭曲，"对外人，我是一个好丈夫、好父亲、好工人、好朋友，总是帮助人，有求必应。我总是堆着笑脸，没有对谁发过脾气。"他打开纸，两手颤抖地说道："可我的心里充满仇恨、嫉妒、羞辱，我甚至想强奸、想杀人。是母亲把我带大的，我不知道我父亲是谁。母亲以卖身赚钱，常把陌生男人带回家。我走在街上，邻居们会指指点点，投过来鄙视的目光。学校的孩子也常常会嘲笑我，说我是野种。我从不和他们争斗，我低着头，我感到羞耻。我恨我父亲，我恨我母亲，我恨男人，恨女人，恨周围所有的人。但我强颜欢笑，慢慢地，我和别人一样以为自己是个笑容满面、快乐的大好人。"全组静静听他诉说，他在屋子里来回走动，我开始与他的脊背动作对话，让蓄积在那里的愤怒和屈辱释放出来。

这是个典型的前后分裂躯体。

头颅与身躯分裂

头颅掌握智力、理性、分析判断、社会性。身躯支持情感、动物性、直觉感受、隐私性。肯·迪赫特瓦尔德博士说这是人类最普遍、最主要、最危险的分裂。

在一些国家还保留着一种传统养育孩子的方法，即在孩子生下来就用布包裹得紧紧的，四肢都不能动弹。从一生下来身躯就受限制。规规矩矩听话的是好孩子，不哭不闹的是好孩子，而后又被训练成听从宗教观念、政治观念、法律观念、哲学观念的成年人，单单忽略情感、直觉、本能冲动。这种类型从整个肢体上看，脑袋活跃，面部可能很生动，眼嘴多动，但身躯呆板，受约束。这种分裂的危险在于扼杀人的本性和个人最珍贵的情感。加之躯体的长期紧张，会导致大脑神经的崩溃。许多强迫症病人展示此种分裂大脑的某种念头无法排解，所有的肢体能量集中到头颅部分。相反的分裂亦存在，有人躯干和四肢过于活跃，尤其是儿童多动症患者，大脑前额叶发育不全，不能控制身躯各部位的冲动，不能集中注意力，身躯的活跃性超出大脑平衡范围。

躯干、四肢分裂

躯干是"我"的核心。躯干着眼于自我服务、自我反省、自我理解、自我保护，集中于环绕"我"的存在。四肢是"我"的活动，是行动功能，是身心的领头，是探测器。四肢使我们冲破自我束缚的局限，向大千世界展开，集中于"我"的行动实现。

一般来说：极端静存者，封住瓶口（Bottled Up），沉溺内心自我；超级行动者，打开瓶子（Unbottling），与核心分离，忽视自我躯干与四肢的联系，拒绝情感与心理的探索。

在治疗禁食症患者的过程中，我经历了很多这样的肢体心灵分裂的典型，少女病

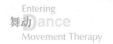

人尤其多。许多患者外表像芭比娃娃，拥有美丽但无表情的脸蛋，苗条但无感觉的身体，她们的动作多是四肢启动，她们会不停地运动，通过跑步、田径、芭蕾、踢球、体操达到减肥的目的。她们的躯体挺得笔直，但封闭胸部、胃部、腹部。我的一位实习生在给她们做舞动治疗后对我说："我简直是往墙壁上碰。"我说："是的，你的感觉完全正确，她们拒绝饮食的本质是拒绝情感，拒绝对情感的感受。"她们不停地运动不仅是为了减肥，更是为了逃避情感，让她们安静地聆听自己躯体的声音常常会让她们烦躁不安。她们中不少人有在儿童期受性侮辱创伤或严重情感伤害的经历，自卑、自憎的情感浪潮让她们受不了，与她们的动作对话要循序渐进。

实践与案例

　　我在成年抑郁症患者小组里见到不少与此相反的静存分裂类型的患者。50岁左右的男性工程师凯文是名白人，长着一副标准的体型，相貌英俊，身体无病，可整天愁眉苦脸，唉声叹气。他不进行体育锻炼，也没有什么兴趣爱好，不喜社交，且离婚多年。他几十年来一直寻求心理咨询的帮助，沉溺在对自己童年的分析中、对父母偏爱其他兄妹的忌恨中、对自己内心经历的怜悯中。他的四肢软弱无力，没有动力，气力能量用于胸部和腹部的发泄，他的自我分析十分深刻。

　　我给他开具了"药方"：

　　第一，停止自我分析，自我怜悯；

　　第二，去超市给自己的房屋买装饰品；

　　第三，参加健身俱乐部，一周练三次举重；

　　第四，早晚做太极伸展运动；

　　第五，每周两次约同事一起吃中餐；

　　第六，周末邀请女性朋友外出娱乐。

　　总之，让四肢行动起来。他听了我的话，两个月后，整个人焕然一新。

　　分裂是心理矛盾的肢体写照，没有人具有十全十美、完整平衡的身心，或多或少都有分裂，不少人甚至同时存在多种分裂。身心的平衡也不是静止、一成不变的，是动态而变化的。我们的目标是不断向平衡的、完整的、相互沟通的身心努力。

蔡斯四大基本理论概述

虽然舞动治疗的理论家和实践家在各种心理治疗学术流派基础上发展了不同的治疗理念和模式，如心理动态和分析治疗流派、行为认知调整治疗流派、成长发展过程治疗流派、格式道整体观治疗流派、东方自我愈合治疗流派等，但玛丽安·蔡斯的四大基本理论——肢体行动（Body Action）、象征性符号（Symbolism）、治疗性的动作关系（Therapeutic Movement Relationship）及节奏性的群体活动和驱动力（Rhythmic Group Activity and Dynamic）仍是所有学派的基石。

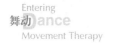

肢体行动

舞动治疗的基本哲学理念和科学信条是肢体行动。区别于口语对话的心理治疗方式，舞动治疗以躯体行为动作的模式为诊断依据，通过躯体动作的干预展开治疗过程，通过肢体动作最终行为的改变检验治疗结果。

蔡斯把身体形态和功能的损坏看作内心矛盾与痛苦的非适当反应。蔡斯认为，舞蹈和动作可以帮助病人转变心理状态，让病人既感到放松又受到激励，从而使他们有准备地去表达情感。通过舞蹈和动作，病人获得骨骼肌肉的能动力，随着对自己躯体部位、呼吸方式或阻碍情感表达紧张程度的认知，病人提供给治疗师治疗线索，治疗师通过发展系列体态动作，促使病人进入作为情感反应的准备状态。当病人已经准备就绪，开始让这些动作进入自己的躯体时，心理转变就发生了。

首先，肢体是心灵的镜子。朗·克兹和海克特·普莱斯特拉合著的《肢体的述说》一书中提到，肢体从不撒谎，它的基调、颜色、姿态、各部比例、动作、紧束和活力表述一个人的内心世界。对于学会怎么阅读这些符号的人来说，它们是一种清晰的语言。肢体记录阐述着一个人的情感经历和心灵深处之触觉，展示表达一个人的特点和性格。

其次，"动作是大脑的建筑师"，动作教育和研究中心（Center for Movement Education and Research）这样描述道：

> 我们的生命是在与他人联系的动作中开始的。一名婴儿被触摸和处置的方式演化为特定行为、文化及沟通交流之节奏。随着婴儿的移动和被移动，其身体和心灵共同打造一个对生活的非语言性理解。在人类发展中，因为动作是感觉马达之操作过程，我们的行动组成我们智力发展的模式。一个孩子心灵和身体的发展是同时存在的，也只有在与他人的关系发展中进行。在婴儿期，我们的社会化是通过非语言的动作学习过程开始的。我们的性格和表达构成我们的特定身份，我们的特定身份和性格通过动作的表达得以交流。

克兹和普莱斯特拉在《肢体的述说》中谈到，肢体本身是一个记忆、反应和获悉的原始资料，肢体中控制肌肉的模式是表现一个人在世上生存方式的中心。肢体的重要性，不仅在于它与情感和获知的关系，而且在于它作为一种交流力量所具有的精神性，这些模式在对家庭和早期环境的反应中形成。一个孩子会受到父母很多不同的对待方式，如果父母主要的态度给他带来痛苦的感觉，如遗弃态度的语言"走开，我们不想要你！"或者否定性评断的"你从来就不会把一件事做对！"，那么这个孩子便发展了一种特有的反应和情绪。它可能是一种苦涩的情绪调和"我不需要任何人"或着"我要给你们看看"的内心抵抗。无论什么情绪，都要通过身体表达出来，成为一种自我控制的物理性方式、一种固定肌肉的模式和对待生活的基本态度。如果父母不彻底改变，这种模式和态度将会延续下去。

母亲对孩子的感觉及她对孩子身体和情感需要的反应是孩子固定肌肉模式最重要的决定因素。一位母亲以爱心和理解对待孩子的需要，便使孩子经历了安全、满足和快乐，这种美好的感觉有助于吸收像食物一样重要的另一种形式的营养，缺乏这种形式的营养易导致心理残疾，与其他方面一样，这种心理残疾也通过肢体展示出来。例如，图3-1展示了一个孩子如何用肢体了解世界，图3-2展示了父母对孩子的积极肢体呼应和交流。这是一个孩子心理营养的关键。

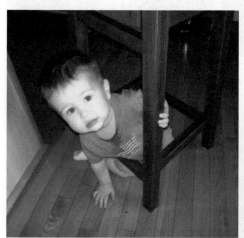 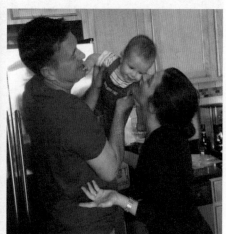

图 3-1　以肢体认知世界　　　　　　　图 3-2　父母的肢体回应

蔡斯的学生和助手——美国舞蹈治疗家协会第二任主席莎伦·蔡克林说过："当情感是以病态为主导时，躯体形象便成为扭曲的。"她在《舞动治疗的艺术和科学——生命是舞蹈》一书中阐述道，舞动治疗关注肢体和姿态以及它如何影响认知身体内持续的、可能阻碍行动或感觉的紧张，以及与内在呼吸和触感的关系。我们通过动作改变肌肉紧张和呼吸模式，通过新的动作方式输入新的心理信息。图 3-3 至图 3-10 展示了不同肢体行动语汇表达的不同心理世界和意向，如苦恼的沉思、伤心及疼爱、爽快开心、孤独恐惧，等等。

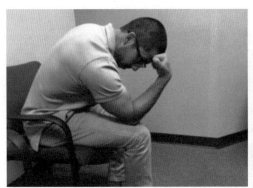
图 3-3　苦恼的沉思

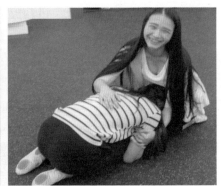
图 3-4　伤心及疼爱

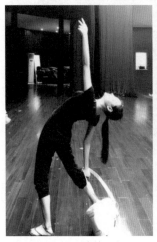
图 3-5　爽快开心

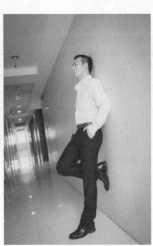
图 3-6　矛盾忧郁图

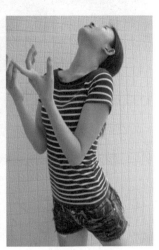
3-7　渴望挣扎

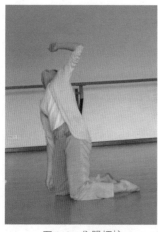
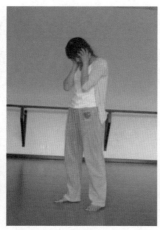
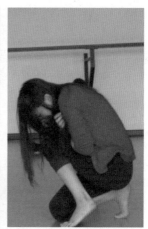

图 3-8 焦躁烦恼　　　　　图 3-9 头疼脑胀　　　　　图 3-10 孤独恐惧

实践与案例

　　饮食障碍病患者小组围圈而坐，每个人轮流介绍各自的身心感受。面部毫无表情的乔安说："我很好，身体没什么不适感觉。刚经过住院治疗出院，我在这里过渡一下就完事。"她拒不参加肢体预热活动。"我很好，自己常锻炼，不需要活动。"说着，她把双腿蜷到椅子上，用外套把自己的全身盖了起来。她的躯体语言告诉我，她感觉不好，她不愿在他人面前展示自己，她缺乏躯体安全感。我没有强迫她，我让大家传递一个大躯体球，球传到乔安那里，她伸出双手抱住，举起，用劲向地上摔去。好大的力气，球几乎弹到了运动场的屋顶，她紧缩的躯体开放了。从她的双臂甩动中，我感到一种充满愤怒的力量。其他组员也放开手臂用力甩球，他们的动作都在表达一种强烈的情绪。于是，我让大家一边甩球一边口头表达想要从自身或自己生活中甩掉的东西。"我想甩掉无名的焦虑！""我想甩掉对未来的恐惧！""我想甩掉消极的躯体形象！"每人都发出了内心的声音。到乔安了，她大声叫嚷："我想甩掉童年时父亲羞辱我的声音！"我鼓励她和大家一起踢腿、击拳、甩手，以发泄内在的消极情绪。然后，深呼吸，让肢体的每一部分放松下来，再进一步，向上伸展，向外扩张，让积极的心理信息随正能量输入自己的身体。乔安的外套被扔到一边，她用四肢向空间探索，她的脊背

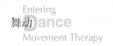

挺直了，她的胸部扩展了，她的面容从麻木、羞辱、愤怒转向了放松、柔和、明亮。"我希望我能爱我自己。"她最后双臂抱住自己的双肩说道。不过很多时候，这种转变要通过好多治疗时间才能见到。

潘尼·路易斯在《舞动治疗的理论学派》一书中指出，肢体行动之概念的目的在于：

1. 创造一个现实的躯体形象；

2. 激活和整合肢体各部位；

3. 构建姿势的完整性；

4. 察觉内心的感觉；

5. 促进身体能源活动化；

6. 发展对肢体动作的掌握和控制；

7. 扩展动作语汇及其表现范围。

象征性符号

蔡斯提出的舞动治疗的第二个理念是象征性符号。

表达与交流情感的形体动作是一种象征性符号，在某种意义上就是舞动。蔡克林在《舞动治疗的艺术与科学》一书中写道："当我们的脚刚刚触碰到这个世界的时刻，我们即开始舞动，我们便开始了反应世界和与世界交流的象征性语汇。"

蔡斯认为，患有心理障碍的病人和舞蹈者都用形体动作这一具有象征意义的符号去交流感情与思想，然而其表达的意向却不同。舞动者可以有意识地选择异乎寻常的姿势与观众交流；但病人却只是表达主观情感，在一个特定的时刻，传达难以诉诸于口头语言的情感，具有复杂性与深刻性。蔡克林又指出，从舞者内心的冲动引发的即兴动作、手势及节奏自然地导致自我表达，这可能是有意识或无意识的，但无论如何都体现了他的生活、生命的某种意义。即兴动作大多是来自无意识或潜意识的自我指导，通过这种方式，舞蹈的动作产生了象征意义。

象征性符号给舞动治疗提供了媒介。这个非语言象征符号的普遍性能够冲破疾病、年龄和文化产生的障碍。在舞动治疗中，象征性符号提供了媒介，靠这个媒介，病人可以回忆、重新行动、重新经历。治疗师接收到病人象征性符号的含义，感觉的被理解使得病人继续象征性符号的陈述，一些心理问题可以在纯粹的象征意义的动作中得到解决。从图 3-11 至图 3-15 中我们可以感受到，舞动者以肢体象征性符号作为媒介，传递了内心的情感过程。从她的舞动的符号变化我们可以读出她的心理从创伤痛苦的挣扎→不堪回首的纠结→到不甘沉溺的努力→乃至渴望和追求→建立自信和力量的转变。

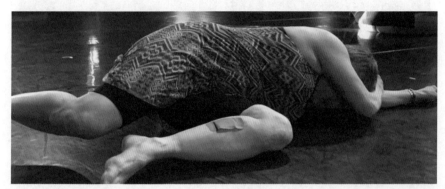

图 3-11 创伤痛苦

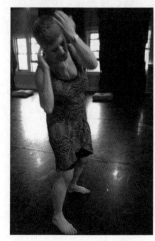

图 3-12 不堪回首

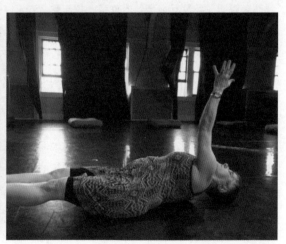

图 3-13 不甘沉溺

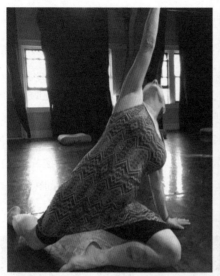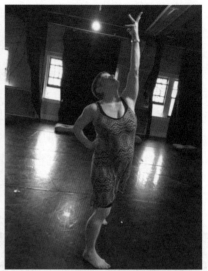

图 3-14 渴望追求   图 3-15 信念力量

实践与案例

　　这是我早期实习时的病例。在老年人活动中心，57 岁的盲人杰克总是戴着墨镜，避开他人，笔挺挺地坐在那里，默不作声，面无表情，像个木乃伊似的似乎没有呼吸。我默默地坐到他身旁，放起爵士音乐，他听着听着，身子跟着音乐摇晃起来，脚尖随着旋律和节奏打起拍子。我拍拍他的手，他拉着我的手站立起来，渐渐起舞，前进、后退、转圈，我跟着他的示意迈步，又逐渐把动作的幅度加大以扩展空间。他的面部开始发生了变化，表情浮现了，有了笑容，但笑里又透着悲伤。

　　他开始向我讲述自己的故事：他曾在爵士乐队吹黑管，有爱情，有欢乐。10年前，一场车祸夺去了他的视力，妻子离他而去。从此，他生活在黑暗中。我和他一起扭动全身，从轻轻的甩动到快速加重的抖动，什么都不说，但我们心照不宣地表达一个情绪——甩掉悲哀，甩掉黑暗，甩掉痛苦的过去。他笑出了声，长长地呼了一口气，拉开我的手臂，我跟上，旋转起来，他踏着舞点，我感到他的心声：渴望阳光，渴望爱，渴望生活……

正如西格尔在她早期的《舞蹈治疗的艺术和实践》一文中所指出的："在治疗过程中，舞动创造新的象征符号。舞动治疗师不仅对病人象征性符号的表现做出反应，而且还会介绍自己反应的内容，进而一起相互作用，创造出新的象征性符号。由于舞动与情感表达共用同一神经肌肉的通道，舞动形象便可以更好地实现心理治疗作用。"

潘尼·路易斯指出，象征性符号在舞动治疗中的意义是：

1. 综合语言、经历和行动；
2. 使内心的想法和感受外表化；
3. 扩展象征性符号语汇；
4. 回忆意义重要的过去；
5. 通过行动解决内心冲突；
6. 加深洞察力。

治疗性的动作关系

舞动治疗的疗效是通过治疗师与患者的动作关系而产生的，这便是蔡斯体系的第三理念——治疗性的动作关系。与口头咨询不同，舞动治疗以非口头的肢体语言即动作交流为主，着重于目光、呼吸、声调、姿势、姿态、节奏、举止，等等。正如西格尔常对学生说的，舞动治疗看重的不是你说什么，而是你怎么说。

治疗性的动作关系体现在以下几个步骤。

第一步，在无言的动作过程中建立治疗师与患者的信任关系。舞动治疗师需要具备敏锐的感觉和躯体交流的技术，从而能够把病人通过动作所表现的情感内容结合进自己的反应动作中。这样，通过相似的、扩展的或互补的动作建立起富于同情和情感的相互关系，在不同的时间反应、扩展或完成病人短暂的动作，使病人知道他的行为被理解，从而进一步进行运动的介入与引导。

第二步，在适当的时间（以病人的接受程度为准），治疗师以新的参与情感的动作姿态，把病人引出束缚情感的肌体模式，使病人能放松地向治疗师无戒备地进行躯体舞动的倾诉。

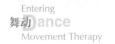

第三步，创建和发展新的动作关系。在病人具备了对治疗师的信任、自我改变的愿望前提下，在有准备的条件下，治疗师与其一起再创造明朗的新姿态、新模式，即开始对新经历、新关系的动作尝试。

这便是舞动治疗的过程。

实践与案例

这是我的一个临床病例。8岁的女孩阿莉患双向情绪障碍症。在口头小组治疗时，她常无法接受其他组员的反馈意见，表现出情绪失控状态，踢桌椅、摔东西或者冲出课室，甚至在楼道里乱跑、乱叫。

于是我对阿莉单独进行舞动治疗。我观察到她胸前贴满"愤怒小鸟"的贴画，她握着拳头，用挑战性的声调说："我是愤怒小鸟"。我提议和她一起做愤怒小鸟的飞行运动，她仰起脸，用怀疑的眼光看着我，问道："真的？"我展开双臂，做出起飞的架势。她的拳头解开，她舞起双臂，像出笼之鸟，满屋飞奔。我模仿她的动作，飞翔、旋转，并不时做出遭到暴风雨袭击的恐惧或愤怒的动作表达。在这个过程中，我逐渐放进体操垫、呼啦圈、沙滩球、椅子等作为途中障碍或安全岛。在运动中，她的极端对立情绪得到化解，脸色转阴为晴。她不时随我放慢节奏，摇晃着身体，像小鸟一样抖掉羽毛上的雨水。她的动作柔和了，表情柔和了。我们躺到垫子上休息，我引导她放松、呼吸。我开始和她交谈，询问她在家里和学校遇到过什么不快的事情。她向我述说了她在学校没有朋友，经常被人嘲笑和捉弄；在家里，爸爸离开了妈妈。"我很伤心。"她流下了隐藏愤怒背后的眼泪。

在舞动治疗小组里，我让阿莉与其他孩子一起做镜子动作、签名舞蹈，让她感受到大家对她是尊重的。我还让她做了"领袖与随从"的游戏、自由舞蹈和冰冻造型，从而让她的躯体增加自我控制意识。

阿莉与我在动作中建立了信任关系和治疗性关系。她的情绪得到宣泄与调节，行为得到纠正。她在小组里与其他孩子建立了协调和谐的运动关系。通过舞动语言，阿莉与其他孩子得以交流。她安静下来，容易接受意见了，有了与大家正常对话的健康行为举止。

潘尼·路易斯提出治疗性动作关系之概念的目标在于：

1. 建立自我身份确认；
2. 发展信任度；
3. 培养独立性；
4. 再造社会意识；
5. 在接受社会影响的同时发展和维护自己的完整性。

图 3-16 至图 3-25 展示了在舞动对话中发展治疗性关系的部分过程，治疗师用肢体动作展现出聆听、同情、理解、鼓励、引导、使患者产生信任、患者打开心扉、从痛苦中逐渐解脱、唤起希望和获得力量。

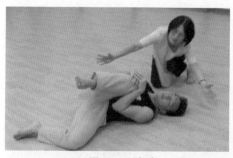

图 3-16　聆听

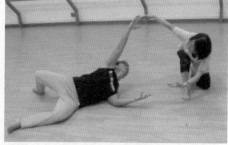

图 3-17　同情

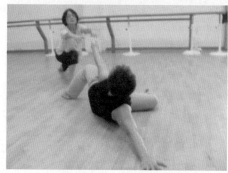

图 3-18　理解

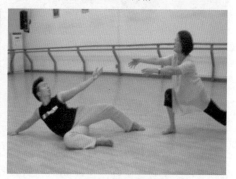

图 3-19　鼓励

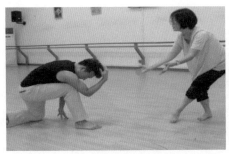

图 3-20 引导

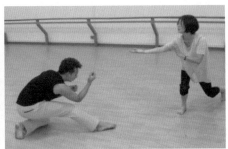

图 3-21 使患者产生信任

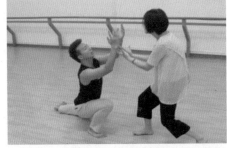

图 3-22 患者打开心扉

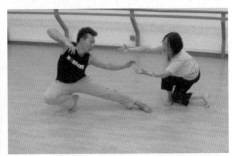

图 3-23 从痛苦中逐渐解脱

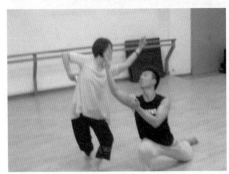

图 3-24 唤起希望

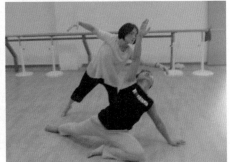

图 3-25 获得力量

节奏性的群体活动和驱动力

韵律节奏是有机的个体行为，渗透在人类生命的每个方面，包括每天的讲话、走路、工作、玩耍等，在一定时间内，韵律节奏是杂乱的，呼吸的沉浮及脉搏的稳定是非常个体化的人类韵律节奏。

韵律节奏是促进交流与体态认知的治疗工具。舞动治疗使用最基本的运动来表达情感，韵律节奏是添加在每个人采用动作中的必要因素。虽然这些运动常常不为病人所意识，但通过共用具象性符号的有韵律节奏的动作，病人很容易被带进治疗之中。

群体节奏具有强大的凝聚力和感染力。一个群体在一起舞动，会形成一个相近的呼吸节奏和脉动频率。韵律节奏是有机的个体行为，同时又营造具有凝聚性和传染性的氛围。一个群体的韵律节奏可以被具有特定空间运动困难的病人接受，使用同一个节奏表达感觉时，每一位组员从共同的活力源泉里汲取营养，从而提高和加强了力量感和安全感。

实践与案例

这是我的一个临床病例。45 岁的越南裔妇女阿利森患有抑郁焦虑症。她曾有过一段 20 年的婚姻，育有三个孩子，六个月前丈夫提出离婚，她极度悲伤。她与前夫是大学同学，为了爱情，她放弃在哥伦比亚大学攻读博士的机会，成为全职主妇。丈夫来自英国，事业有成，是一家大公司的副总裁。家庭看起来美满幸福，但两人的性格和兴趣却朝着不同方向发展，分歧越来越大。丈夫提议离婚的打击，让她失去对所有活动的兴趣，总是一人坐在那里默默流泪。她刚加入成人舞动小组时一言不发，面无表情。她在室内仍戴着帽子，穿着大衣，似乎要把自己藏起来。

这是一个抑郁焦虑症患者小组，12 个病人和我一起围圈而坐，每个组员在自我介绍中谈到自己的挣扎、痛苦，有失恋的、失去亲人的、有创伤记忆的、有社交恐惧的等。阿利森听了大家的介绍，眼神活跃了一些，有些闪光，但仍不言语，双臂紧抱双肩。我放起了乔治·温斯顿（George Winston）的《冬日》（December），引导大家进行躯体预热活动。在预热活动过程中，阿利森那苍白、瘦弱、僵硬的躯体随着优雅的轻音乐从头到脚、从肢体到躯体、从关节到肌肉、从胫骨到腹内渐渐解冻。预热后，我进一步鼓励大家扩展动作的空间，阿利森因抑郁而将整个躯体萎缩在一起。在大家的影响下，她伸开了手臂，但她的胳膊肘还是弯曲着，动作的幅度也很小。我让大家向上伸展，想象着摘天上的星星，然后向左右扩张，向前方猛冲。群组的正能量在增长，我随即播放了 20 世纪 80 年代的摇滚乐曲，强烈的节奏激发了组员的热情，有人开始加快节奏移动脚步，我鼓励大家随着音乐的节奏摇摆，有的组员开始结伴而舞。一位青年男士邀请阿利森一起跳，她犹豫了一下，应邀跳起来。她脱下了大衣，出乎意料的是，阿利森是一个出色的舞蹈者，可以看出她很熟悉双人舞。她的脸色有了红晕，笑意挂上了她的眼角。我进一步引导大家交换伙伴，再增加伙伴，最后聚为一体，一同起，一同落，音乐减弱，舞动慢慢停止。大家坐下，无言的目光交流。"自从我丈夫提出离婚，六个月来我第一次感到活力，感到我还具有快乐的知觉。"阿利森打开了话匣子。

潘尼·路易斯指出，节奏性群体活动和驱动力的目标在于：

1. 感觉自己的生命力；
2. 参与与他人分享的经历；
3. 在一定的结构中疏通传递正能量；
4. 有意识地对他人积极响应；
5. 促进互动交流；
6. 聚集各类持有不同感情和生活方式的人；
7. 发展共同的对感受和经历的认知；
8. 发展学习新信息的开放性和自我接受的程度。

图3-26至图3-29展示了舞动治疗集体节奏性的感染力，从肢体的独自表达到互动交流，以至集体的凝聚力实现。

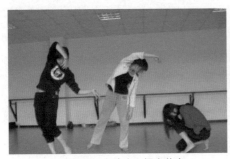
图3-26　自我内心探索节奏

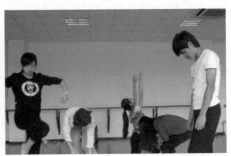
图3-27　群组性节奏在不自觉中预备

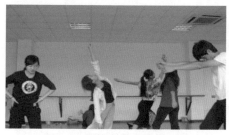

图 2-28　群组性节奏的自然发展

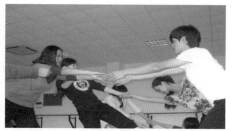

图 2-29　群组性节奏的自觉组合

图 3-30 和图 3-31 显示了自然形成的群组共同动作节奏的力量。

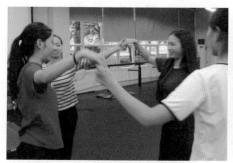

图 3-30　群组共同动作节奏的力量

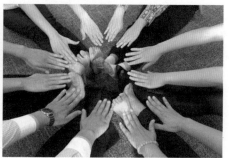

图 3-31　群组性节奏产生凝聚力

图 3-32 和图 3-33 显示了个人在群组的相互支持下得到力量，得到欢乐。

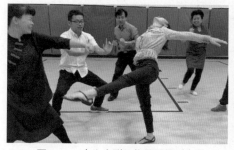

图 3-32　个人在群组能量里得到力量

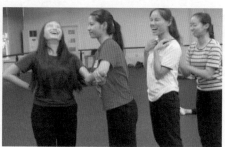

图 3-33　群组能量创造欢乐

拉班动作解析体系

鲁道夫·拉班（1879—1958）出生在奥地利，曾在法国学习建筑，做过工程建造，这使他能够用建筑师的眼光透视舞蹈和动作。通过观察，他创造并发展了描述解析这些动作质量和数量的拉班动作分析理论框架体系（Laban Movement Analysis，LMA），他还制定了拉班符号，用符号系统来记录分析这些动作的变化。

拉班动作解析体系是拉班研制的一种观察和训练工具，这个体系不只是用于专业的舞蹈者，还扩大到对所有普通人的动作观察和训练。拉班用这个体系帮助他们探索那些具有表现性的动作，从而丰富躯体的表达语汇，提高自我对环境的协调和驾驭能力。

拉班符号和拉班动作图析是记录和分析人体动作的符号系统，这是一种类型化、模式化的动作研究。这个系统包括躯体、努力、造型、空间及关系。从鲁道夫·拉班的创造工作开始，经过许多专家、实践者的运用和丰富，拉班动作解析体系得到广泛推动和发展。当今，拉班体系被用于培训演员、舞动治疗、企业领导的合作推动及潜力开发等。

拉班动作解析体系奠定了拉班在舞动治疗理论上的不朽地位。经舞动治疗先驱们的不断丰富发展，拉班动作解析体系成为舞蹈和动作治疗的基本诊断模式和治疗语汇，是舞动治疗师的必修课。

拉班动作解析体系——主题

拉班动作分析是用来观察动作的理论性框架，拉班动作分析体系的哲学理论有四大基本概念，这四大基本概念都是以躯体动作现象的辩证对立为主题的。

1. 流动性与稳定性（Mobility and Stability）；
2. 功能性与表达性（Function and Expression）；
3. 发挥性与疗养性（Exertion and Recuperation）；
4. 内向性与外向性（Inner and Outer）。

流动性与稳定性

正如翅膀和根基、起飞和着陆，身体总是处于动与静两者之间，交换继续着稳定性与流动性。走路是流动，等车是稳定；挥臂是流动，握手是稳定。流动性和稳定性总是在不停地转换中，不是决然分开的。起身是从稳定转向流动，下蹲是从流动转向稳定。流动是线，稳定是点（如图 4-1 和图 4-2 所示）。

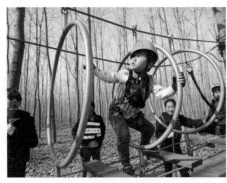 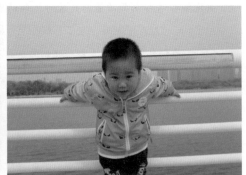

图 4-1　流动性　　　　　　　　　　　　　　　图 4-2　稳定性

功能性与表达性

该主题代表动作的性质。有的动作是功能性的，如搬运、吃饭、踢球；有的动作是表达性的，如拥抱、舒展、跺脚。两者在一起创造着动作的意义。两者往往具有共生共荣的关系，动作的功能性具有表达性的后果，动作的表达性亦具有功能性效益。跑步既是功能性的身体锻炼，又具有发泄紧张焦虑的结果。用舞蹈表达快乐的同时，又有活血健身之功能（如图 4-3 和图 4-4 所示）。

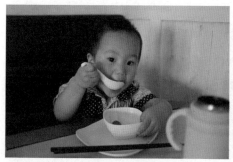

图 4-3　功能性

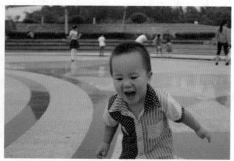

图 4-4　表达性

发挥性与疗养性

肢体动作具有发挥性（亦可称为消耗性），与此相对的是疗养性（亦可称恢复性）。身体动作总是在这两者对立中交换进行，这是用来表述用力与休闲间的自然退潮和流动。既指身体得以恢复的动作性质，也指身体具有的通过质量或类型的反向运动而自然寻求解脱的特性。跑步、跳跃是发挥性，打太极、散步是疗养性，拳击、跳霹雳舞是消耗性，喝水、擦汗是恢复性（如图 4-5 和图 4-6 所示）。

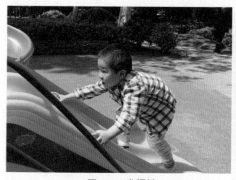

图 4-5　发挥性

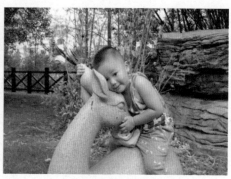

图 4-6　疗养性

内向性与外向性

内向性与外向性指控制动作的动机方面。内在冲动可以体现于外在表达形式；相反，来自外部的刺激会影响一个人的内心体验。一个孩子内心愤怒，如果口头不善表达，则可能会捶桌子、摔玩具；打雷闪电可能会让胆小的孩子不自觉地钻到妈妈怀里，以表达其内心的恐惧。

这四大两极对立的辩证性主题为舞动治疗奠定了健康的哲理性基础。当人体失去其动作性质的某一极或极端于某一极时，身心便会失去平衡，导致病态。这四大主题的辩证性同时也为舞动治疗的治疗方式和手段指明了新方向，两极动作（Polarities）在舞动治疗中的普遍使用正是基于此原理（如图 4-7 和图 4-8 所示）。

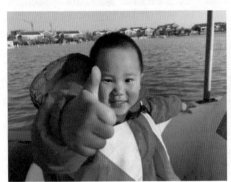 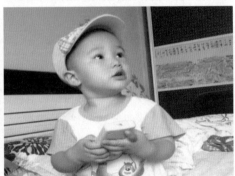

图 4-7　由内向外　　　　　　　　图 4-8　由外向内

拉班动作解析体系——肢体

肢体是拉班动作解析体系的五大结构（肢体、努力、造型、空间、关系）的第一组成部分，肢体包括身体的各个部分，它给声音、语言、动作提供传达机制和机械。

肢体部分使用的基本语汇和内容包括以下几个方面。

　1. 呼吸。这是肢体存在的根本。基本呼吸模式有急促式的通过肩颈处的呼吸、肤浅式的停止于胸部或胃部的呼吸、中心式的通过腹部和胸腔的呼吸三种。人处于病态时会有各种不同的呼吸模式，我将在诊断章节里谈到这部分内容。

2. 躯干与四肢，亦称中央与周边。身体的主干是除去四肢透镜的躯干部分，包括胸、背、腹、腰，这是躯体的中心部分；肢体是四肢，即双腿和双臂。

3. 核心与末梢。肢体的核心指的是腹腔部，如太极理论所说的丹田区域。末梢指手指、脚趾。

4. 头与尾。这是指头部和臀部。

5. 上与下（Upper and Lower）。从腹部划分，腹部以上为肢体的上部，腹部以下为肢体的下部。

6. 整体与半部。肢体的整体包括整个肢体的每一部分。换句话说，是把肢体的各个部分联合起来看作一个整体。半部，是把肢体分为左半部和右半部来看。

7. 交叉与外侧。交叉是指右臂与左腿通过主干的对应联系，左臂与右腿通过主干的对应联系；外侧指肢体的上下左右的边缘部分，即不穿过中心主干的肢体联系。

对动作分析者来说，肢体部分的语汇概念是我们观察动作模式的焦距。

第一，看个体的呼吸状态。是平和、急促还是缓慢，是深入、肤浅还是屏息，是多吞进还是多外吐。呼吸特征往往导致运动的特定构成，呼吸的改变亦是运动改变的契机。

第二，肢体的活动部分与肢体的僵硬部分。有的人头部活跃好动，四肢迟缓、懒惰；有的人双腿活跃，肩颈僵硬；有的人四肢活跃，躯干僵硬，或胸腔、腹部凝固。

第三，观察肢体动作的启动序列。哪个部位启动全身运动？是由头部启动带动全身，还是臀部启动牵引主干？是腹部启动蔓延四肢，还是末梢启动带动肢体，遍及全身？

第四，看肢体部位的连接性与分裂性。这与肢体的活动部位及僵硬部位有很大关系。如果颈部僵硬，那么头部与肢体的联结性就会较差；如果腹部僵硬，那么上肢、下肢会缺乏交流；如果胸部僵硬，那么两臂连接会有阻碍；如果胳膊与腿的交叉缺乏连接，那么动作的协调性会较差。

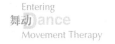

拉班动作解析体系——努力

努力的基本因素

努力是指在空间、力度和时间上使用动作能量的方式。努力描绘的是与情感或情绪关联时刻间的冲动表现，它揭示一个人具有动机心态的身体投入，这个投入通过努力的基本因素（时间、重量、空间、张力流动）而表现，而每一个因素都包含两种对立的元素，每一种元素都随着一个延续性的过程而展示出来。

1. 时间。其元素包含快速和突然、缓慢和持续（如图 4-9 和图 4-10 所示）。

2. 重量。其元素包含沉重和强力、轻飘和柔弱（如图 4-11 和图 4-12 所示）。

3. 空间。其元素包含直接，目标明确；间接，无确定方向。需要指出的是，这里努力内涵的空间指动作走向，区别于后面以三维平面为着眼点的空间概念（如图 4-13 和图 4-14 所示）。

4. 张力流动。其元素包含约束流动和自由流动（如图 4-15 和图 4-16 所示）。

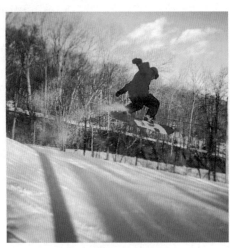
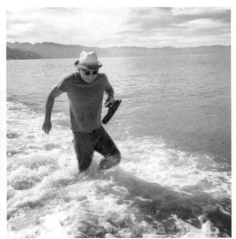

图 4-9　快　　　　　　　　　　　　　　图 4-10　慢

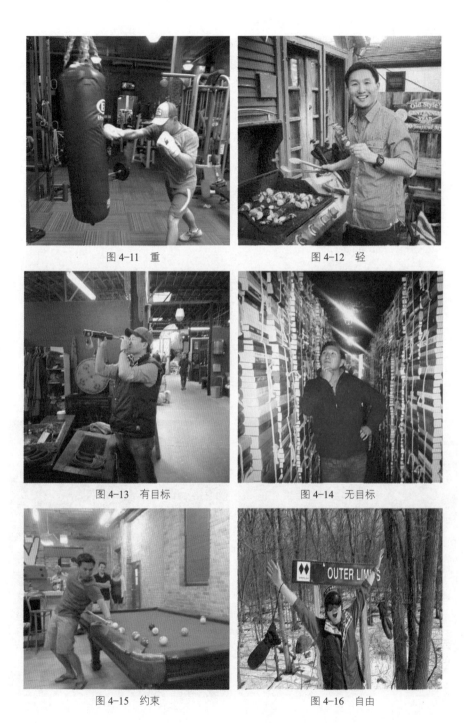

图 4-11 重　　　　　　　　　　图 4-12 轻

图 4-13 有目标　　　　　　　　图 4-14 无目标

图 4-15 约束　　　　　　　　　图 4-16 自由

在努力的概念里还包括预努力或者说前努力。预努力是指未完成的努力。如果说努力被定义为在空间、力度和时间上使用动作能量的方式，那么在此区域内，预努力便是展示个人防御性的程度，以及自我防御机制在动作中应用的表达。

空间、力度、时间结合使用的八个基本动作

努力的基本动作驱动力（Basic Effort Action Drive）是指在一个动作同时使用了空间、力度、时间的因素，共有八个基本动作方式（如图 4-17 至图 4-24 所示）：

1. 飘浮（Floating）；

2. 击打（Punching）；

3. 滑翔（Gliding）；

4. 削砍（Slashing）；

5. 拧扭（Wringing）；

6. 抹擦（Dabbing）；

7. 弹拂（Flicking）；

8. 按压（Pressing）。

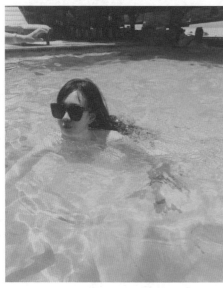 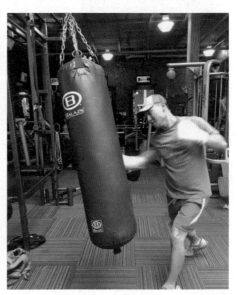

图 4-17　漂浮（无目标，轻，慢）　　　　图 4-18　击打（有目标，重，快）

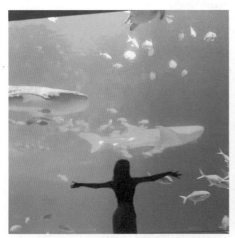

图 4-19　滑翔（无目标，轻，慢）

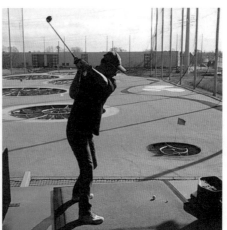

图 4-20　削砍（有目标，重，快）

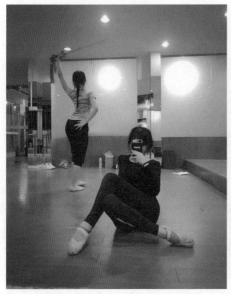

图 4-21　拧扭（无目标，轻，慢）

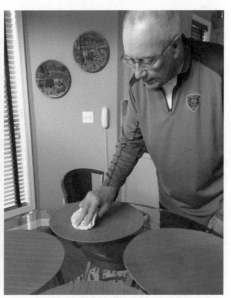

图 4-22　抹擦（有目标，重，快）

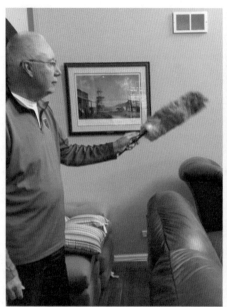
图 4-23　弹拂（无目标，轻，慢）

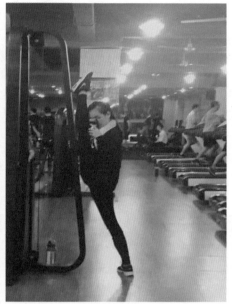
图 4-24　按压（有目标，重，慢）

　　按动作中努力的性质还可归类为沉迷型和战斗型。以下把空间、力度、时间的运用进行一般性的基本分类。

　　1.沉迷型动作素质，指无目标的（空间）、轻度的（力度）、持续的（时间）结合的努力；

　　2.战斗型动作素质，指有目标的（空间）、重力的（力度）、突然的（时间）结合的努力。

　　但上述分类也不是绝对的。有时，持续的与重力的、无目标的结合；轻度的与突然的、有目标的结合。或者其他组合或者交错进行。看一个人的动作模式、基本素质，以其主导的动作努力组合为准。图 4-25 是拉班努力图标（Laban Effort Graph），我们可以看出，坐标越往右往下，越倾向于战斗型；坐标越往左往上，越倾向于沉迷型。

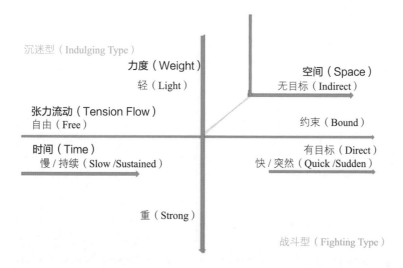

图 4-25　拉班努力图标

　　预努力即未完成的努力（Incomplete Effort）揭示动作者的内在状态和内在姿态（Inner attitude），包括空间、力度、时间、流动中的两种因素结合，主要有以下六种基本内心驱动状态：

　　1. 梦幻状态（Dream State）：流动与力度的结合；

　　2. 清醒状态（Awaken State）：时间与空间的结合；

　　3. 远程状态（Remote State）：流动与空间的结合；

　　4. 节奏状态（Rhythm State）：时间与力度的结合；

　　5. 稳定状态（Stable State）：空间与力度的结合；

　　6. 活动状态（Mobile State）：时间与流动的结合。

　　在努力的概念里，最后要提到的是转移驱动力（Transformation Drive），这是描绘努力的变动性，由三个元素组成，有以下三种基本转移驱动力的组合形式：

　　1. 无时间驱动力：由空间、力度和流动组成；

　　2. 无力度驱动力：由空间、时间和流动组成；

　　3. 无走向驱动力：由力度、时间和流动组成。

　　了解转移驱动力的意义在于努力的转换（Effort Transformation or Modulation）。每一个躯体都因不同的特性具有特定的努力驱动习惯，通过对努力所具因素的认同，放弃与转换可改变一个人的动作习惯和模式。譬如，处于快速、有目标、紧张动作模式的人有意识地放弃时间因素，增加力度因素，可以改变匆忙性，加深思考，提高持久力。

　　对舞动治疗来说，拉班动作解析体系中的努力概念是最重要的，它与对人心理动态的观察密切相关。同时，努力也是治疗师进行舞动治疗干预的必备肢体语汇。

拉班动作解析体系——造型

　　造型是动作的形式，它表现身体如何通过空间变化和动作而适应环境，包括人类和非人类对象。

　　造型包括静止造型模式（Still Shape）和造型改变模式（Modes of Shape Change）两种。

静止造型模式

　　静止造型指静止状态时的姿态。

　　最基本的静止造型模式包括墙壁形、球形、针尖形、螺丝形四种类型（如图 4-26 至图 4-29 所示）。有些时候可以是两种形式的综合，但有一个为主导，给人主体感觉是针尖形，但有螺丝形的混合（如图 4-30 所示）。

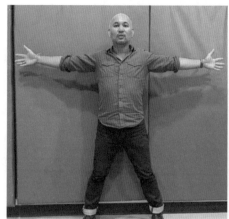

图 4-26　墙壁形

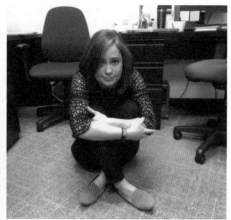

图 4-27　球形

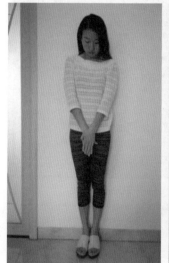

图 4-28　针尖形

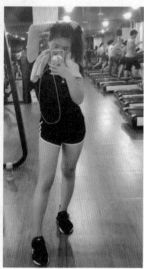

图 4-29　螺丝形

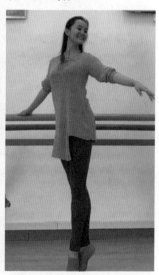

图 4-30　针尖螺丝结合形

造型改变模式

造型改变模式用于展示和描述情感的投入。躯体造型的改变往往与自我和环境的联系相关，造型改变模式揭示一个人对其躯体改变形状的感觉。造型改变模式有弧形定向式（Arc-like Directional）、辐射定向式（Spoke-like Directional）和雕刻式（Carving）三种类型（如图 4-31 至图 4-36 所示）。

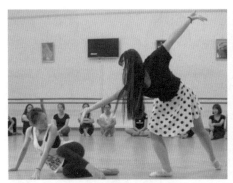

图 4-31　辐射定向式（右）

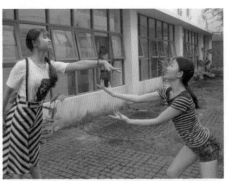

图 4-32　辐射定向式（左）弧形定向式（右）

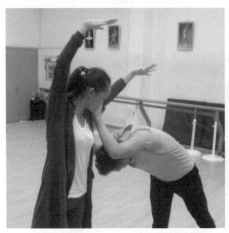

图 4-33　弧形定向式

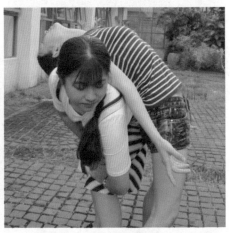

图 4-34　雕刻不定向式

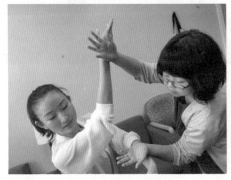

图 4-35　雕刻不定向式

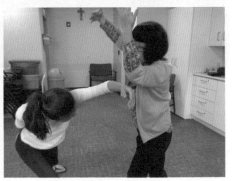

图 4-36　辐射式（左）雕刻式（右）

拉班动作解析体系——空间、关系、拉班度量

空间

空间是描述与环境相关的躯体移动方位，它与"努力"中谈到的空间含义不同，"努力"中的空间指的是动作走向的概念，而这里的空间概念含义更广。

空间包括以下的内涵。

1. 动作氛围（Kinesphere），指个人身体周围的距离，一个人的私属动作氛围是在不移步的情况下四肢可达的围绕躯体的距离。

2. 氛围途径（Pathway of kinesphere），指私有动作氛围的通道，氛围途径包括三个通道：中心通道，从中心到个人氛围边缘的距离；边缘通道，个人氛围的外绕边缘线；横向通道，从中心到外边缘之间的曲绕而展示的空间体积。

3. 空间拉（Spatial Pulls），指作用于全身以推动其在空间的轨迹。

4. 空间意向（Spatial Intention），指明确动作的目标从而确立了躯体意图与空间的关系。

5. 空间几何（Geometry）或者说动作平面（Planes），包括垂直向（Vertical）、水平向（Horizontal）、纵向（Sagittal）三维动作方向。一般来说，垂直向表现驱动的重量意识，水平向表现驱动的空间意识，纵向则表现驱动的时间意识。

6. 空间和谐论（Space Harmony）。拉班尤其强调动作的空间和谐。空间和谐描述躯体固有的对空间的反应性质，因此而创造形成动体与空间的关系。空间中的每个点都与躯体、努力、造型有对应的亲和力。当你用动作连接各个点，你在创建一个动作组件之间的动态关系，就像在钢琴键上取得共鸣。

关系

关系指躯体、努力、造型、空间之间的相互影响与作用。一个动作程序往往是在这四种因素的交替、混合、转换中得以完成。总的来说，对躯体观察的是"什么"，对努力观察的是"如何"，对造型观察的是"为什么"，对空间观察的是"哪里"。

拉班度量

在观察分析总结每一个因素及其相互作用进程中，拉班用建筑师的眼光绘出了一个隐形的动态度量结构，这就是著名的拉班度量（Laban Scale）。我们用这个度量进行舞动治疗专业人员的训练。

拉班度量和规模（Laban Scale）是一个特定的动作序列，这个序列反映了每一个柏拉图式的固定点之间最有效的表达途径。拉班认为，柏拉图固体有立方体、八面体、十二面体、二十面体，拉班度量是一个舞动者在空间连接这些点的工具，其结果使得舞动者实现内在及外在的与宇宙协调化的可能性。

实践与案例

1. 想象自己在一个立方体中，你的周围有八个点——上面四个，下面四个。首先，左脚站稳在中间不动，展开伸直右臂，用右手分别点击这八个点。再换过来，右脚站稳不动，展开伸直左臂，用左手分别点击这八个点。这时你是自己完全使用充分自我躯体空间（如图 4-37 至图 4-44 所示）。

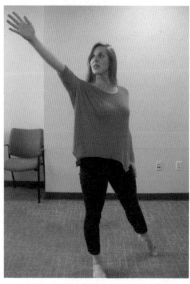 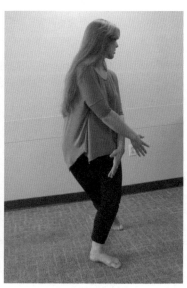

图 4-37　前右上　　　　　　　　图 4-38　后左下

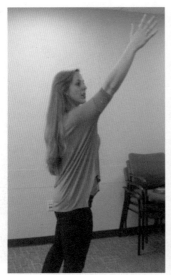
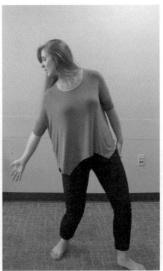

图 4-39　前左上　　　　　　　　图 4-40　后右下

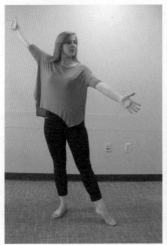
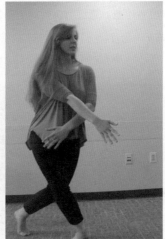

图 4-41　后右上　　　　　　　　图 4-42　前左下

　　2. 还站在立方体中，分别做八个努力的基本动作方式——飘浮、击打、滑翔、削砍、拧扭、抹擦、弹拂、按压，每一个动作必须朝着一个定点做。

　　3. 再在每一个动作中加进努力的意识：有目标 / 无目标；轻 / 重；快 / 慢；约束 / 自由。轮流交换动作性质的组合。

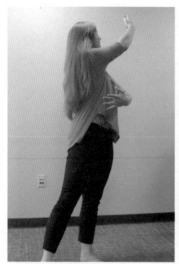

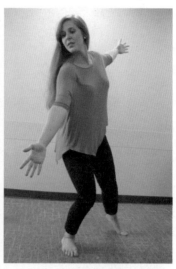

图 4-43　后上左　　　　　　　　图 4-44　前右下

4. 方位性度量。做三方位的对立动作：垂直向，向上-轻，向下-重；横向，有目标-关闭，无目标-打开；纵向，向前-慢进，向后-快退（如图 4-45 至图 4-50 所示）。

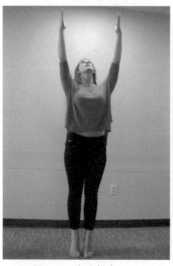

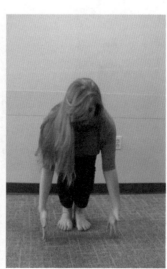

图 4-45　向上轻度　　　　　　　图 4-46　向下重度

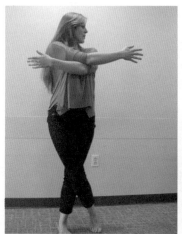

图 4-47 关闭有目标

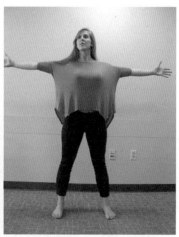

图 4-48 开放无目标

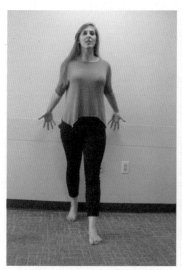

图 4-49 向后，快速突然

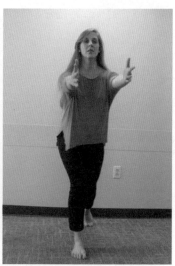

图 4-50 向前，慢速持续

芭田妮芙基本原则

　　伊姆加德·芭田妮芙（1890—1981）是鲁道夫·拉班的学生，她把拉班的训练应用于物理治疗领域，发展了自成一体的躯体再教育方式，称为芭田妮芙健康动作基本原则（Bartenieff Fundamentals），如今已成为拉班动作体系学习训练的一部分。

　　可以说，芭田妮芙是继拉班之后在舞动治疗大厦中堪当栋梁的重要先驱之一。她的健康动作基本原则的理论概念和实践训练，已成为学习舞动治疗的必修课。

芭田妮芙的生平及其贡献

芭田妮芙出生于德国，她的工作主要围绕着生物、艺术和舞蹈展开。芭田妮芙和她的丈夫米哈伊尔·芭田妮芙共同从事舞蹈研究和教学，在 1936 年逃离德国之前，他们经营着自己的舞蹈团并四处巡回演出。1952 年，芭田妮芙遇到了拉班，其活动重心迅速转移，她开始向拉班和他的同事学习。她在柏林获得拉班文凭，是当时该执业证书在美国的唯一持有人。芭田妮芙曾像一名文艺复兴式的女人，活跃在许多领域。她是舞蹈家、编舞导演、拉班符号专家、推广舞动治疗的先驱者、跨文化研究者和儿童身心发展教育者。到美国后，她在汉雅·霍尔姆（Hanya Holm）工作室教授拉班符号学，在本宁顿学院、哥伦比亚师范学院、新社会研究学院以及布鲁克林博物馆教授拉班动作体系。

1943 年，她从纽约大学的物理治疗课程毕业，成为纽约威拉德·帕克医院的首席物理治疗师。在那里的七年，她努力为小儿麻痹症患者做康复治疗，并开创了使患者从被动接受到自己积极参与的治疗方法，这成为芭田妮芙基本原则的核心。这是一种对身体再教育的方法，它开发运动的效率和表现力。在此期间，芭田妮芙还继续给演员、舞蹈家等教授舞动课程。

1950 年，她与当时住在英格兰的鲁道夫·拉班恢复联系。她连续用了五个暑假向拉班和他的同事们学习。1954 年至 1957 年，她在美国纽约州瓦尔哈拉市的一家小型儿童骨科医院担任首席治疗师。芭田妮芙开发的运动不仅让残疾儿童得到了治疗，还让他们在治疗中获得了快乐。长期卧床、坐轮椅或拄着拐杖的儿童，无论患有多么严重的残疾，都能适应她设计的运动游戏。她在长岛犹太医院对新生儿和婴儿的发育进行了研究，并把研究成果带到丹麦哥本哈根脊髓灰质炎研究学院，开设了"小儿麻痹症的伸展运动"课程。

1957 年至 1967 年的十年间，她曾在纽约阿尔伯特·爱因斯坦医学院门诊部担任舞蹈治疗师和非言语行为研究助理，带领开展用拉班的概念系统观察分析病人的行为符号；同时，作为一名物理治疗师，芭田妮芙继续就因舞蹈受伤及造成的背部问题进行治疗工作。

芭田妮芙于 1965 年建立了授予拉班证书的拉班动作课程学习班，于 1978 年在纽约创立了拉班和芭田妮芙动作研究学院，通过自己独特的应用和方法进一步发展了拉班的理论，并把它推广到了许多专业机构，其中包括美国物理治疗协会（Amrican Physical Therapy Association）、美国舞蹈治疗协会、舞谱专家局（Dance Notation Bureau）、舞蹈研究国会（Congress on Research in Dance）和亚洲音乐协会（Society for Asian Music）等。

芭田妮芙是专业的物理治疗师、舞蹈治疗师、拉班动作艺术协会（the Laban Art of Movement Guild）的主要会员、拉班动作图解国际专家理事会（International Council of Kinetography Laban）会员，她撰写的很多论文在《物理治疗评论》《音乐治疗》《脊髓学术会议论文集》《舞蹈范围》以及《美国舞蹈治疗协会论文集》等许多专业刊物发表。1981 年，芭田妮芙与达立·鲁易斯（Dori Lewis）合著的《躯体动作与环境对应》（*Body Movement：Coping with the Environment*》一书问世，书中第一次全面介绍了芭田妮芙的理论与实践。同年 8 月，芭田妮芙与世长辞。她的理论和实践成为舞动治疗的必修课程，也是舞动治疗发展史上的重要里程碑。

芭田妮芙健康动作基本原则

芭田妮芙健康动作基本原则是芭田妮芙将拉班动作理论应用于人体动作的过程中，针对物理功能和动作总结出的系统性原则概念和实践练习。

芭田妮芙健康动作基本原则是一个完整的系统，它教给人们促进健康功能的概念和实践。该体系最早用于治疗小儿麻痹症，成为健身理疗的一种模式，它的绝妙之处在于提高躯体的强度、功能和流动性。此外，因为它解决了人体如何针对不同的空间需求进行调整的问题，也为心理疏导开辟了途径。芭田妮芙健康动作基本原则发展了拉班运动体系的语汇，使之更具实践性，成为学习舞动治疗的必修课。

芭田妮芙健康动作基本原则包括以下基本理念。

呼吸支持

呼吸支持是一切运动效果的基础和支柱。健康的呼吸是从腹腔发出的、三维空间的全方位呼吸。

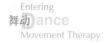

核心支持

肢体的核心是指从腹部向远处伸展的一系列复杂的躯干肌肉，它操纵并连接人体每一个内在的动作。这些肌肉可以充当运动的等距或动态的稳定剂，它的主要功能是把力量从一个末端传递到另一个末端。核心支持在体内骨骼、肌肉和器官的深层结构中运行，促进由内向外的运动连接，使之富有弹性和强度。

空间意图

我们有意识地对应空间，而对肢体进行组织，从而产生具有明确性的移动。正像躯体有一个目的地，显示其作为一个整体或针对一个目标的信息传递。

重量移位

重量移位支持着身体与地面的千变万化的关系。由于肢体通过空间传输，它在不断地与重心磋商。接地（Grounding）是另一个描绘这种关系的常用术语，它也常被用来描述一个与地气相接的声音。没有接地的躯体，声音就不会是一个有效的沟通工具。重量移位开始于身体的重力中心，这就是盆骨。

动态调整

芭田妮芙强调"运动的本质是变化"。肢体的协调关系到身体各个部位在运动和静止过程中的不断变化，肢体需要不断进行动态调整，不断适应环境的变化并做出反应，包括内在的和外在的。如果这个流动的适应过程不存在，那么肢体将成为呆板的、僵硬的甚至分裂的。肢体要保持开放性、连接性，并对冲动做出积极响应，反其道而行之会导致僵化乃至挫伤。

启动和序列

这是肢体运动的又一重要原则。所有的运动和动作都是一个从启动到完成的过程，是一个神经肌肉发射的序列。通过观察，可以认知这一序列过程：哪个部位启动，哪个部位传动，哪个部位结束。了解了这些活动的运动链如何在肢体中产生并辐射到环境中，可以促进人们对运动模式健康调整的自觉意识。

旋转因素

此原则可以促进肢体运动的稳定性和流动性，从而推动在更大范围的动作尽可能地发挥到位。旋转要求深度衔接关节周围的肌肉，以提供肢体的稳定性。就流动性而言，我们可通过旋转获得三维空间，即通过扭曲、旋转、螺旋运动的探索体验，我们可感受到肢体如何对旋转因素做出反应。

努力意图

舞动治疗师通过观察由情感、心理激励的动作时刻和刹那表现发现舞动着的努力意图，这是舞动治疗师必备的一项重要技能。努力意图能揭示出舞动者的独特情绪感觉，或者表示其某种具体的活动意向。既可探索从外到内动作是如何影响情绪和意向的质变的，还可再进一步探索从内到外情绪和感受如何影响动作和运动的。

发展模式

这个观念引导我们要从婴儿到成年的发展过程来理解肢体动作模式的形成。许多人的神经肌肉运动模式在儿童期已基本形成，正如从哇哇哭叫和咿呀学语，到多样的声音表达，再到完善精确的讲话，肢体从爬行到站立，再到行走，到奔跑，运动功能模式发展和成熟起来。心理压抑和创伤会造成动作模式发展不健全，譬如呼吸急促、核心无力、空间局限、旋转僵硬、启动困难等。舞动治疗在很大程度上是帮助病人改变，以重建健康的、充分发展的动作模式。

这里，我想提出芭芭拉·阿德里安（Barbara Adrian）在《拉班方式的演员培训》（*Actor Training the Laban Way An Integrated Approach to Voice，Speech and Movement*）一书中对芭田妮芙健康动作基本理念的概括。她在总结肢体动作原则的同时，强调指出了声音发展与各项运动原则的关系。在治疗病人的过程中，腹腔发声是一个不可忽视的舞动治疗干预因素，抑郁、焦虑往往会引起声音的封锁和堵塞。虽然，我们不是要培训演员式的发声技能，但通过发声与动作的相互促进，往往可以加强、加速疗效。

芭田妮芙基本原则理念是我们在舞动治疗中干预肢体动作、促进身心健康发展的钥匙。

芭田妮芙健康动作基本实践

芭田妮芙健康动作基本实践的训练包括以下部分。

两个准备

呼吸准备训练

呼吸准备训练如图 5-1 所示。

目的：

- 使肢体动作建立在呼吸的流动上；
- 留意口腔、胸部、腹部细微的肢体形状变化以及四肢不同的匹配动作中运动组织细微的变化。

步骤：

- 吸气：慢慢地鼓起躯干，使之形状发生变化（给肌肉加压）；
- 出气：慢慢地松弛躯干，使之形状发生变化（给肌肉减压）。

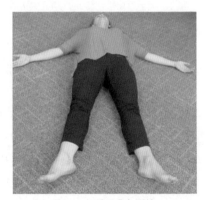

图 5-1　呼吸准备训练

摇滚准备训练

摇滚准备训练如图 5-2 和图 5-3 所示。

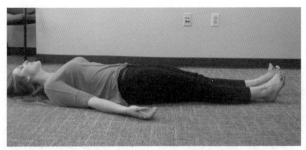

图 5-2　脚跟摇滚（1）脚跟接地双脚向内压

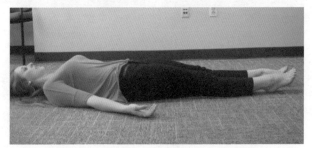

图 5-3　脚跟摇滚（2）脚跟接地双脚向外推

目的：

- 有意识地加强针对脚跟、骨盆、脊椎、头部之间的运动联结；
- 增强腿腱与髂腰肌、脚跟、盆骨底及坐骨之间的互动。

步骤：

- 从脚跟开始，轻轻摇动（双腿从弯曲逐渐伸直，直至脚跟平放在地板上）；
- 脚跟（腿腱）开始运动；
- 脚踝弯曲、骨盆后摇；
- 脚踝伸展、骨盆向前摇。

六项基本训练

大腿上提和胯骨屈曲训练

大腿上提和胯骨屈曲训练如图 5-4 和图 5-5 所示。

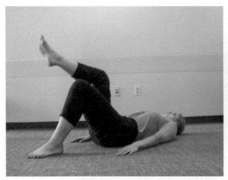
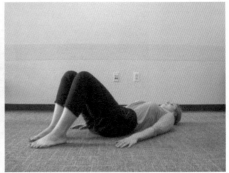

图 5-4 大腿上提胯骨屈曲（1）呼进向上抬腿   图 5-5 大腿上提胯骨屈曲（2）呼出腿放下

目的：

- 更加有效地使用髂腰肌而不是用浅表肌肉带动髋关节；
- 在髋关节屈曲的过程中加强在腹股沟区的折叠；
- 增加对微妙骨盆倾斜的意识；
- 练习支撑腿使用腿腱接地，加强稳定性；
- 提升腿筋和髂腰肌之间的相互交叉、伸肌与反射；
- 使用腹部"空洞化"呼吸以促进髂腰肌的运动。

步骤：

- 仰面躺地，腿部弯曲，用脚板触地；
- 核心启动，呼气，鼓起髂腰肌；
- 用呼吸激发髂腰肌的运动；
- 腿部弯曲直到脚平放在地板上，腿腱推动脚跟向前伸展，远离坐骨；
- 在交叉的伸肌反射中两条腿可以交替弯曲延伸。

盆骨前移训练

盆骨前移训练如图 5-6 所示。

目的：

- 增加向前及向后的重量转移练习；

- 通过腿腱来操控，从盆骨底部转向骨盆前倾；
- 增强脚跟和坐骨之间的连接。

步骤：

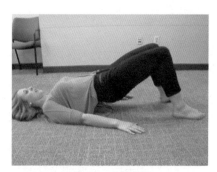

图 5-6　盆骨前移

- 仰面躺地，双腿弯曲，双脚平放在地板上；
- 通过呼吸刺激髂腰肌，为躯干凹凸做准备；
- 开始呼气，让腹部（腰）空鼓；
- 盆底（坐骨）抬起对着脚跟（腿腱）前移；
- 伸展髋关节以打开腹股沟区；
- 吸气，坐骨向着脚跟下移；
- 伸展腰部，臀部弯曲，使腹股沟区褶皱。

盆骨边移训练

盆骨边移训练如图 5-7 和图 5-8 所示。

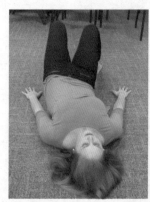
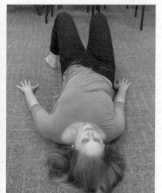

图 5-7　盆骨边移（1）盆骨向左移　　图 5-8　盆骨边移（2）盆骨向右移

目的：

- 在没有任何扭曲或抬起臀部的情况下，横向调动身体的重量；
- 练习盆骨底和腿筋，通过弯曲和挟持的动作夹合于臀部。

步骤：

- 以背部接触地面，双腿弯曲，双脚放在地板上；
- 开始呼气，让腹部空鼓；
- 从盆骨底开始横向做幅度更大的侧位移动；
- 在骨盆向前移动时，下骨盆对着地板；
- 重复，使骨盆回到中心位置；
- 向另一侧做相同的动作。

肢体半部训练

肢体半部训练如图 5-9 至图 5-17 所示。

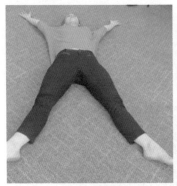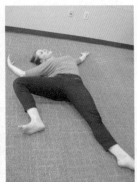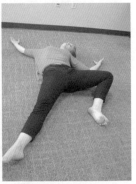

图 5-9　肢体半部训练（1）　　图 5-10　肢体半部（2）　　图 5-11　肢体半部（3）
　　　　　肢体 X 形　　　　　　　　　右半部　　　　　　　　　左半部

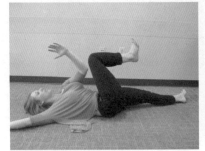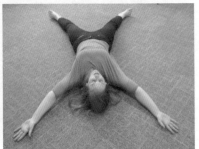

图 5-12　肢体半部补充（4）交叉　　　图 5-13　肢体半部补充（5）X 形

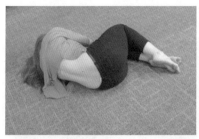 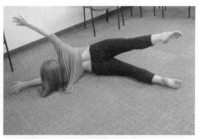

图 5-14　肢体半部补充（6）左紧缩　　　图 5-15　肢体半部补充（7）左展开

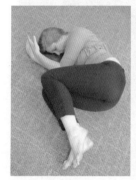 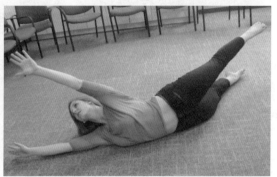

图 5-16　肢体半部补充（8）右紧缩　　　图 5-17　肢体半部补充（9）右展开

目的：

- 通过动作认识身体的垂直中线；
- 在稳定身体一侧的同时，另一侧完成移动的动作。

步骤：

- 躺在地面上，胳膊和腿伸出形成一个大 "X" 形；
- 开始呼气，腹部空鼓以核心支持；
- 身体稳定，不要做扭转或摇摆的动作，让一侧伸展；
- 随后移动端回收，在同一侧的头部和肘部朝膝盖靠近；
- 向另一侧变换进行平稳的移动，重复做同样的动作；
- 左腿与右臂进行交叉伸缩动作；
- 同理，右腿与左臂进行交叉伸缩动作。

对角线膝关节伸展（膝关节下坠）训练

对角线膝关节伸展训练如图 5-18 至图 5-19 所示。

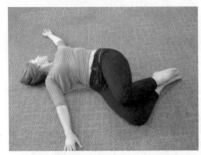 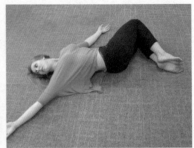

图 5-18 对角线膝关节伸展（1） 　　图 5-19 对角线膝关节伸展（2）
　　膝下坠左臂对角右 　　　　　　　　膝下坠右臂对角左

目的：

- 加强上半身与下半身扭转的意识；
- 增强连接上下盆底肌和髂腰肌的意识。

步骤：

- 躺在地上，膝盖弯曲，双脚平放在地板上；
- 重量转移到脚的外侧，两个膝盖合拢转向到同一侧；
- 骨盆微微扭曲；
- 另一侧的肩部沿地板向斜对面做反向运动；
- 开始呼气，空鼓腰肌，骨盆和膝盖拉回到直立位置；
- 膝盖换到另一边重复上述动作。

臂圈斜起坐训练

臂圈斜起坐训练如图 5-20 至图 5-22 所示。

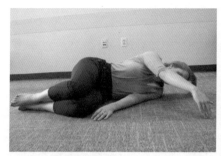

图 5-20　臂圈斜起坐（1）手臂头上划圈

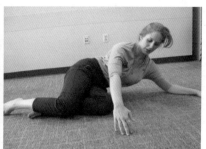

图 5-21　臂圈斜起坐（2）划圈起身

目的：

- 增强连接手臂、肩膀、肩胛、骨背阔肌的意识；
- 增强全方位三维渐变旋转肩关节的意识；
- 促进眼、头与手臂运动的整合性；
- 对胸骨进行缩小和扩大的运动。

步骤一，手臂圈：

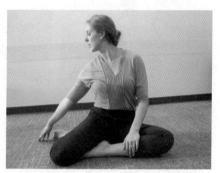

图 5-22　臂圈斜起坐（3）起坐

- 以背部触地，膝盖弯曲，双脚平放在地板上；
- 手臂伸过头部，画圈，收缩，划过骨盆，放到一侧；
- 手的末节带动转向，鼓励持续渐进，完成整个旋转；
- 眼和头跟随手的移动而移动；
- 收缩胸骨，提起，展开，连同手臂圈一起扩大；
- 另一只手臂重复上述动作。

步骤二，对角起坐臂圈：

- 以背部触地，膝盖弯曲，双脚平放在地板上；
- 手臂圈一样地做手臂划圈，只是在划圈时完全坐起，躯干稍扭曲；
- 两个手臂一同划圈；

- 顺着另一对角线下卧，双臂向下沿对角线通往地面。

芭田妮芙基本动作的训练也可站立着练习，走动着练习（如图 5-23 至图 5-28 所示）。

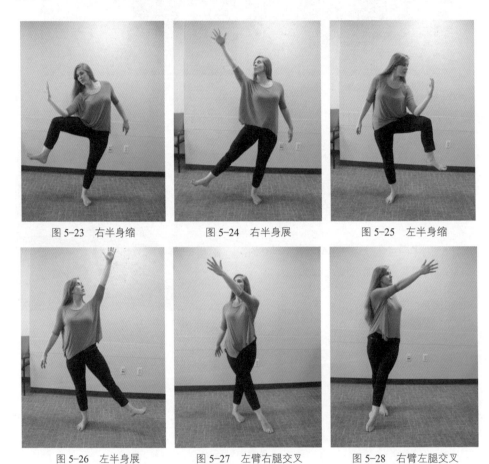

图 5-23　右半身缩　　　　　图 5-24　右半身展　　　　　图 5-25　左半身缩

图 5-26　左半身展　　　　　图 5-27　左臂右腿交叉　　　　图 5-28　右臂左腿交叉

最后，我们总结拉班及芭田妮芙动作理论和实践的最终目的和要领：

- 向内——肢体的每一部分能够有机地相互联系；
- 向外——肢体每一部位得以充分地展示和表达；
- 总体——肢体的全身内外、上下、左右形成整体性的有机的合成。

舞动治疗的诊断工具

在舞动治疗的过程中，治疗师大都会使用的诊断工具是凯斯腾伯格动作轮廓体系（Kestenberg Movement Profile，KMP）。要真正理解和自如运用凯斯腾伯格这一诊断工具，就必须了解朱迪思·凯斯腾伯格理论体系的核心内容——动作节奏与动作和弦理念。下面将要在阐述凯斯腾伯格动作诊断系统的基础上，引入路易斯动作发育与心理自我成长的对应坐标及病态动作诊断轮廓列表，并介绍治疗师如何在临床实践中建立简单、易懂、实用的动作轮廓密码表，如何解析这些密码背后的心理行为动力和病态。这是成为舞动治疗师不可或缺的理论知识储备。

凯斯腾伯格动作节奏论

20世纪40年代，在维也纳医学院学习的年轻学生朱迪思·凯斯腾伯格对神经损害影响认知和行为模式的课题产生了极大的兴趣。后来，她在美国成为儿童心理分析学家，进而转向如何通过身体更好地理解大脑的研究。在20世纪50年代初，有几种研究非语言行为的模式，凯斯腾伯格也着手创建自己的动作符号，但是研究中不得要领，直到她接触到鲁道夫·拉班和华伦·兰姆（Warren Lamb）的理论和实践才有所突破。从1953年起，凯斯腾伯格以他们的理论为框架，开始对三个孩子进行纵向跟踪研究。她花了20年的时间，观察他们的动作模式，她看到其保持不变的运动品质和发展中的模式。后来，凯斯腾伯格组织成立了金沙角运动研究小组（Sands Point Movement Study Group），进一步探索非言语行为在诊断和治疗中的角色和作用。凯斯腾伯格通过对婴儿、儿童和成人的观察，对舞动治疗的临床和理论的发展做出了重要的贡献。

1972年，为了给自己提供一个研究基地来针对幼儿进行一些早期预防工作，金沙角运动研究小组在长岛儿童发展基金会的赞助下开设了一个家长与幼儿中心。这是一个类似学前教育的科目，由父亲和母亲参与，在发展的基调与和弦培训中陪伴自己的孩子（从出生到4岁）。在该中心，通过现场观察、播放电影和录像，研究人员对孩子和家长做周期运动的观测，依据观测结果，研究小组做了大量的凯斯腾伯格运动轮廓体系评估。这些评估为凯斯腾伯格动作轮廓体系提供了对成人和儿童的临床使用机会，并证明了凯斯腾伯格动作轮廓体系作为诊断工具的临床价值。

根据这些研究结果，研究小组发现，在幼儿肢体动作发展过程中，有尿道节奏发展和内生殖器节奏发展两个阶段的存在。这一结果放大了原有的弗洛伊德模式，并展示了所有儿童都具母性及父性的基础。通过让父亲和母亲一起参与，能够发现所谓的男性的阴柔和女性的阳刚气质，并进行积极的干预，舞动治疗称之为内在（阴性）和外在（阳性）生殖器发展阶段。

凯斯腾伯格动作发展理论的主要贡献之一是，通过观察和总结，将0~6岁儿童的健康肢体动作成长节奏划分为10种不同的、必须具备的节奏（分别如图6-1至图6-10所示）。

1. 吮吸节奏（Sucking Rhythm）。这是口腔节奏，是婴儿吮奶、摇篮晃动的节奏。这个节奏的运动用于养育，可以舒缓婴儿的紧张，促进情绪调节。

2. 弹咬节奏（Snapping and Biting Rhythm）。这是口腔节奏，是带进攻性的举动，采用该节奏的动作将有助于在这个阶段发展儿童适当的、必要的侵略性和进取性。

3. 拧扭节奏（Twisting）。这是肛门节奏，这种节奏的动作表现是灵活性的，是用来促进富于表现性的、适应性的、全方位的动作。

4. 拉紧与释放节奏（Strain and Release）。这是肛门节奏，这种节奏表现在推和拉的系列动作中，能够促进儿童的自我主张，增强目光对视的能力。

5. 奔跑与漂流节奏（Running and Drifting）。这是尿道节奏，以这种节奏做"跟随领导者"的运动，可以增加父母、照顾者和孩子之间的情感和弦。

6. 启动与停止节奏（Starting and Stopping Rhythm）。这是尿道节奏，以这种节奏做舞蹈设计，包括时间序列、控制、变化、向前和向后之间的动作，有利于治疗发育迟缓的儿童。

7. 摇曳节奏（Swaying Rhythm）。这是内在生殖器节奏，其节奏疏松、缓慢，活动量较少，该节奏的动作犹如模仿神经的摇曳，让孩子得以舒适和放松。

8. 涌动与分娩节奏（Surging and Birthing Rhythm）。这是内在生殖器节奏，这种节奏表现于逐步动作的模式，易于表达说话时好奇的感情。

9. 跳跃节奏（Jumping Rhythm）。这是外生殖器节奏，以这种节奏编排高强度的舞蹈，可以帮助孩子在一个安全的环境里释放能量。

10. 喷射与冲压节奏（Spurting and Ramming Rhythm）。这是外生殖器节奏，该节奏的动作用来促进情感纽带与动作全方位的发展。

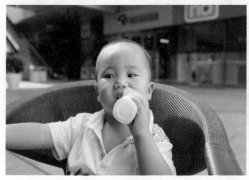
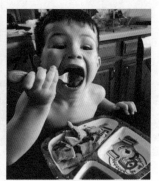

图 6-1　吮吸节奏　　　　　　　图 6-2　弹咬节奏

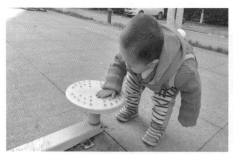

图 6-3　拧扭节奏

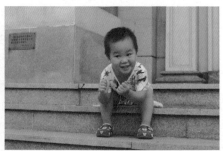

图 6-4　拉紧与释放节奏

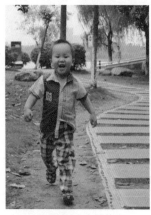

图 6-5　奔跑节奏

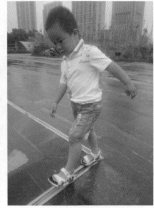

图 6-6　启动与停止节奏

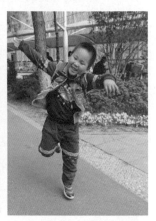

图 6-7　摇曳节奏

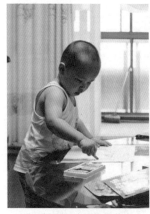

图 6-8　涌动与分娩节奏

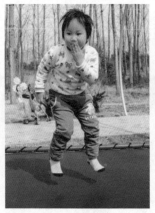

图 6-9　跳跃节奏

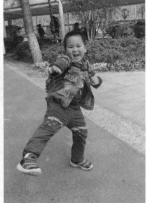

图 6-10　喷射与冲压节奏

　　这个理论的重要意义在于，治疗师在观察分析患者的动作轮廓时，可以进行纵向的历史观察，即该患者是因为在童年肢体动作发展期某种动作节奏的缺陷或缺乏导致的心理和性格的缺陷和不足；反之，由心理营养的不足造成的动作节奏缺乏，从而可以该年龄段的经历入手，通过补充、加强某种动作节奏来弥补失去的童年阶段，再造肢体心理的养育经历。

实践与案例

这是我经历的一个病例。

五岁半的诺拉是一个从波兰领养的孤儿，她不仅多动，常常做出毁坏性行为，而且情绪暴躁多变。在她的动作模式里完全没有吮吸节奏，主导动作节奏的是弹咬节奏。可以看出诺拉没经受过母乳喂养，一出生就被抛弃，幼小的身躯被掷过来扔过去，饥饿和身体反射使她总是处在撕咬和战斗状态中。我在为她治疗时的第一步目标就是逐渐在她的动作中引进吮吸节奏——母爱的滋润。那么，如何将这个节奏引进她的肢体？这就是下一节要阐述的凯斯腾伯格的另一个重要理念了。

在舞动治疗中，针对 10 种基本节奏的舞动如图 6-11 至图 6-20 所示。

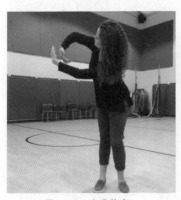

图 6-11　吮吸节奏

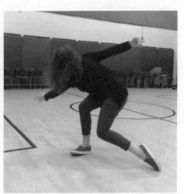

图 6-12　弹咬节奏

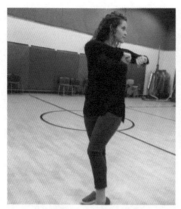

图 6-13　拧扭节奏

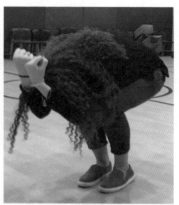

图 6-14　拉紧与释放节奏

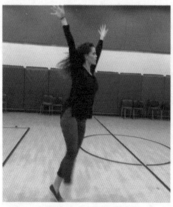

图 6-15　奔跑节奏

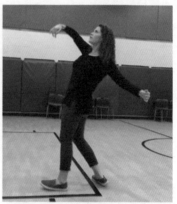

图 6-16　启动与停止节奏

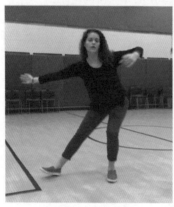

图 6-17　摇曳节奏

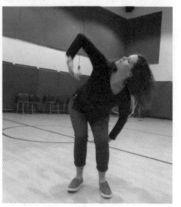

图 6-18　涌动与分娩节奏

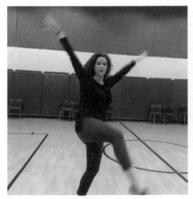
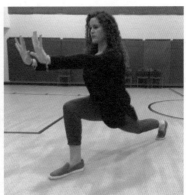

图 6-19　跳跃节奏　　　　　　图 6-20　喷射与冲压节奏

凯斯腾伯格动作和弦论

凯斯腾伯格的另一个重要贡献是总结出促进儿童身心健康发展的关键方式，即和弦（Attunement）与调整（Adjustment），这是凯斯腾伯格贡献于舞动治疗的最闪光的理念。

和弦

和弦是用于描绘父母和孩子通过躯体形式达到情感交流的过程与方式。治疗师、看护人或父母用情感的和弦与孩子沟通，就像调琴弦一样，在身心上与孩子合拍、音调和谐、频率和谐。通过和弦，孩子的物理和情感需求得到了满足。和弦是培养孩子同情心和情商的基础。凯斯腾伯格理论专家海伦·雷克斯（Helen Raikes）和卡罗琳·爱德华兹（Carolyn Edwards）在她们合著的《扩展婴幼儿护理舞蹈：加强依恋和关系》（*Extending the Dance in Infant and Toddler Caregiving：Enhancing Attachment and Relationships*）一书中提出这样的观点："学步期间，在正当的条件下，孩子感受的成熟发展为善良心和同情的能力。"可见，在这个重要的成长阶段，看护人（如父母）与孩子的情感和弦至关重要。

在心理学博士、高级美术治疗师凯茜·马齐迪主编的《表达性艺术治疗》一书中，由苏珊·洛曼（Susan Loman）撰写的"舞动治疗"（*Dance Movement Therapy*）章节是

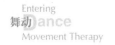

这样描绘和弦动作的："'和弦'建立在共享肌肉紧张的特质和造型流动调节的基础上，使用相似的呼吸模式和身体造型，非语言地向同感和信任齐步迈进。"

调整

调整是父母在和弦基础上给孩子的身心呼应、反馈、引导、发展。通过调整，建立可预测的和可靠的满足关系。治疗师、看护人或父母使用相应和重复的表情、姿态、动作来与孩子发生联系，并进一步用鼓励、激发、创新来达到与孩子更高层次的和弦。调整是建立发展信任的基础，一名婴儿心理上的牢靠信任感需要亲近关系的滋养。有了这种亲近关系，孩子可继续向前探索和接受新的挑战。重要的是，使可靠的照顾者或父母得到孩子的信任，这样孩子会通过探索而向前，并扩大他们的成长范围，加速他们的发展速度。没有信任感，孩子可能变得不安，不太可能取得心理进展。

实践与案例

和弦与调整是相辅相成、互相促进的。我在治疗五岁半的患者诺拉时，正是从使用和弦动作开始，逐步与她建立信任关系的。我跟随她奔跑、跳跃，与她的弹跳性、撕咬性节奏合上拍，从而进入她的世界。她开始与我有了目光交流，对我有了友好的依附感，我开始进行治疗调整，把吮吸节奏、摇曳节奏带进我们的动作中，诺拉幼小的躯体开始逐渐重新输入自我安抚、自我安静的本能动作。

有些患者会过度展示某种动作节奏，表现出其心理自我发展的停滞。例如，33岁的玛谢尔患有暴食症及抑郁症，她的动作表现出过量的吮吸节奏，严重缺乏撕咬性、进攻性和果断性的节奏。她好像停留在母乳阶段，她一直依赖母亲生活，与母亲形影不离。我在治疗她的过程中，有意增加爆发性、撕咬性、冲击性的节奏对她进行动作"调整"，从而帮助她增加独立、自信和勇敢的肢体自我意识。

图6-21至图6-24展示了在生活中与孩子和弦交流动作以及舞动治疗中的和弦动作交流。我们可以看到舞动治疗师和生活的看护者一样，可以从各种角度、各种方式达到与患者的和弦，即沟通心灵信任的肢体旋律。

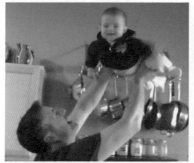

图 6-21　鼓励和弦

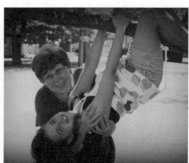

图 6-22　呵护和弦

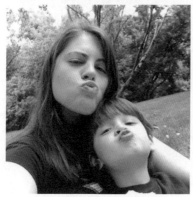

图 6-23　表情和弦

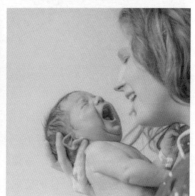

图 6-24　共振和弦

在舞动治疗中，针对和弦的动作如图 6-25 至图 6-28 所示。

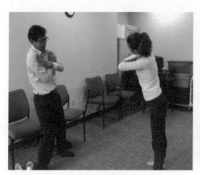

图 6-25　模仿和弦

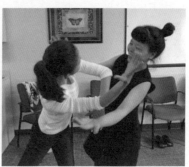

图 6-26　呵护和弦

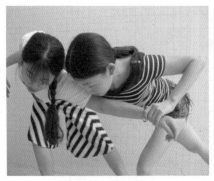
图 6-27　支持和弦

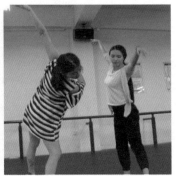
图 6-28　共振和弦

肢体动作与心理自我对应发展坐标

　　对照埃里克森的人生心理发展阶段论，结合凯斯腾伯格对动作发展的纵深研究，加之拉班的动作语汇，潘尼·路易斯在《舞动治疗的理论流派》一书中勾画了肢体动作发展与心理自我发展的对应坐标。掌握每个发展阶段的动作和心理自我的对应关系，同样是舞动治疗师对患者做出肢体的历史性诊断的重要知识储备。

出生至 1 个月

　　1. 呼吸流动：正常呼吸；

　　2. 努力：对紧张流动的原始性调节；

　　3. 造型：对称和非对称的造型流动；

　　4. 姿态和姿势：姿态和姿势流动；

　　5. 流动节奏：口腔欲望；

　　6. 肢体形象：与环境一体；

　　7. 两者性：与母共生；

　　8. 群体性：依赖和适应环境；

　　9. 仪式通道：出生仪式过程；

　　10. 认知展示：制定性的；

11. 思维过程：早期过程。

6 个月至 1 岁半

1. 呼吸流动：正常呼吸；

2. 努力：空间前努力；

3. 造型：横向的方向性造型；

4. 姿态和姿势：姿态和姿势流动；

5. 流动节奏：口腔进攻性；

6. 肢体形象：肢体与环境的分离，肢体部分的关系；

7. 两者性：与母分体及个体实践；

8. 群体性：依赖和适应环境；

9. 仪式通道：断奶仪式过程；

10. 认知展示：制定性的（通过以动作模式为线索而获得的物理感知来记忆和再造行为反应）；

11. 思维过程：早期过程（下意识主导）。

1 岁半至 2 岁半

1. 呼吸流动：正常呼吸；

2. 努力：力度的前努力；

3. 造型：垂直向的方向性造型；

4. 姿态和姿势：姿态和姿势流动；

5. 流动节奏：肛门欲，肛门施虐狂；

6. 肢体形象：开始通过空间运动的肢体意识；

7. 两者性：个体实践，和谐关系；

8. 群体性：依赖和适应环境；

9. 仪式通道：断奶仪式过程；

10. 认知展示：制定性的；

11. 思维过程：第二级过程开始（以现实意识和自我意识为轴心）。

2 岁半至 3 岁半

1. 呼吸流动：正常呼吸；

2. 努力：时间的前努力；

3. 造型：纵向的方向性造型；

4. 姿态和姿势：姿态和姿势流动；

5. 流动节奏：尿道欲望；

6. 肢体形象：肢体有意识地通过空间运动；

7. 两者性：目标持恒；

8. 群体性：反依赖和矛盾心理；

9. 仪式通道：断奶仪式过程；

10. 认知展示：制定性的；

11. 思维过程：第二级过程。

3 岁半至 4 岁

1. 呼吸流动：正常呼吸；

2. 努力：三向性前努力；

3. 造型：三向性造型；

4. 姿态和姿势：姿态和姿势流动；

5. 流动节奏：尿道施虐狂；

6. 肢体形象：躯体通过空间运动；

7. 两者性：目标持恒；

8. 群体性：反依赖和矛盾心理；

9. 仪式通道：过渡阶段；

10. 认知展示：制定性的；

11. 思维过程：第二级过程开始。

4 岁至 5 岁

1. 呼吸流动：正常呼吸；

2. 努力：空间努力；

3. 造型：横向造型驱动；

4. 姿态和姿势：努力与造型，姿势合并；

5. 流动节奏：女性生殖欲望进攻性；

6. 肢体形象：性别的自我确认；

7. 群体性：反依赖和矛盾心理；

8. 仪式通道：过渡阶段；

9. 认知展示：从制定性的到偶像性的；

10. 思维过程：第二级过程。

5 岁至 6 岁

1. 呼吸流动：正常呼吸；

2. 努力：力度努力；

3. 造型：竖向造型驱动；

4. 姿态和姿势：努力与造型，姿势合并；

5. 流动节奏：男性生殖器崇拜进攻性；

6. 肢体形象：性别的自我确认；

7. 两者性：目标持恒；

8. 群体性：互相依赖级人物操作的定位；

9. 仪式通道：过渡阶段；

10. 认知展示：偶像性的（在过渡空间内运用想象或系列形象延续为线索来经历、记忆、再造行为反应）；

11. 思维过程：第二级过程。

6 岁至 7 岁

1. 呼吸流动：正常呼吸；

2. 努力：时间努力；

3. 造型：纵向造型驱动；

4. 姿态和姿势：努力与造型，姿势合并；

5. 流动节奏：男性生殖器崇拜进攻性；

6. 肢体形象：性别的自我确认；

7. 两者性：目标持恒到密友关系的过渡；

8. 群体性：互相依赖及任务操作的定位；

9. 仪式通道：过渡阶段；

10. 认知展示：偶像性的；

11. 思维过程：第二级过程。

7 岁至 9 岁

1. 呼吸流动：正常呼吸；

2. 努力：三向努力；

3. 造型：三向造型驱动；

4. 姿态和姿势：努力与造型，姿势合并；

5. 流动节奏：男性生殖器崇拜进攻性；

6. 肢体形象：性别的自我确认；

7. 两者性：密友关系；

8. 群体性：互相依赖及任务操作的定位；

9. 仪式通道：过渡阶段；

10. 认知展示：偶像性的；

11. 思维过程：第二级过程。

9 岁至 11 岁

1. 呼吸流动：正常呼吸；

2. 努力：两种努力的结合；

3. 造型：两种造型的结合；

4. 姿态和姿势：努力与造型，姿态与姿势合并；

5. 流动节奏：各种节奏的综合；

6. 肢体形象：性别的自我确认；

7. 两者性：密友关系；

8. 群体性：互相依赖及任务操作的定位；

9. 仪式通道：过渡阶段；

10. 认知展示：偶像性的；

11. 思维过程：第二级过程。

11 岁至 15 岁

1. 呼吸流动：正常呼吸；

2. 努力：三种努力的结合；

3. 造型：三种造型的结合；

4. 姿态和姿势：努力与造型，姿态与姿势合并；

5. 流动节奏：男性雄化，女性雌化；

6. 肢体形象：性别的自我确认；

7. 两者性：自主性；

8. 群体性：互相依赖及任务操作的定位；

9. 仪式通道：青春发育仪式过程；

10. 认知展示：抽象性的；

11. 思维过程：第二级过程。

15 岁至 20 岁

1. 呼吸流动：正常呼吸；

2. 努力：三种努力的结合；

3. 造型：三种造型的结合；

4. 姿态和姿势：努力与造型，姿态与姿势合并；

5. 流动节奏：男性雄化，女性雌化；

6. 肢体形象：性别的自我确认；

7. 两者性：自主性；

8. 群体性：集体合作及协商共识的角色关联；

9. 仪式通道：结婚仪式过程；

10. 认知展示：抽象性的；

11. 思维过程：第三级过程（联结意识和下意识，以创造性为主导）。

20 岁至 65 岁

1. 呼吸流动：正常呼吸；

2. 努力：三种努力的结合；

3. 造型：三种造型的结合；

4. 姿态和姿势：努力与造型，姿态与姿势合并；

5. 流动节奏：男性雄化，女性雌化；

6. 肢体形象：性别的自我确认；

7. 两者性：自主性；

8. 群体性：集体合作及协商共识的角色关联；

9. 仪式通道：当父母仪式过程；

10. 认知展示：抽象性的（以运用概念、口述或文字为线索来记忆和再造行为反应）；

11. 思维过程：第四级过程（以超自我、整体性、精神性、宇宙象征符号性为主导）。

65 岁以后

1. 呼吸流动：正常呼吸；

2. 努力：三种努力的结合；

3. 造型：三种造型的结合；

4. 姿态和姿势：努力与造型，姿态与姿势合并；

5. 流动节奏：男性雄化，女性雌化；

6. 肢体形象：衰老；

7. 两者性：自主性；

8. 群体性：集体合作及协商共识的角色关联；

9. 仪式通道：退休仪式过程，死亡仪式过程；

10. 认知展示：抽象性的；

11. 思维过程：第四级过程。

任何一个年龄发展阶段，都有不可忽视的发展里程碑，尤其是五六岁之前的年龄段，是基本动作能力的形成阶段，也是基本心理自我蓝图勾画阶段。如果阶段性的矛盾解决不好，过渡不健康、不成功，就会形成生理年龄和心理年龄的差距，就会出现某种心理情感发展阶段的停止、僵持和凝固（Fixation）。成年后仍可能会在二者关系上处于断奶阶段，恐惧分离，依赖他人，从而导致幼稚的思维方式。这种状况可以通过人的动作和行为特点反映出来，上述内容在第二部分的舞动治疗临床实践相关章节里会具体予以分析。

路易斯病态心理行为动作特征系列

潘尼·路易斯教授在她的著作《舞动治疗的理论学派》中展示了舞动治疗对各种病态肢体动作症状的诊断性表格，这个表格使用了拉班语汇，从个体动作涉及的各个方面、各个角度列出了心理行为病态的肢体动作特征，为舞动治疗师观察患者提供了全方位的、具体、明晰的诊断标志图。这是一个十分精确而实用的临床工具。表 6-1 至表 6-11 是非适当 / 非适应性动作的舞动治疗评估表（略有删减）。

表 6-1　　　　　　　　　　　　　　呼吸流动（Flow of Breath）

1.　呼吸过浅且低于正常的呼吸频率	
2.　非正常的快速深呼吸	
3.　吸吞空气式的呼吸	
4.　垂直式呼吸模式，缺乏呼吸的三维空间	
5.　呼吸处于凝固状态	
6.　呼吸频率处于下降状态	
7.　呼吸时胸部处于凝固状态	
8.　呼吸时胸腔膈膜处于凝固状态	
9.　呼吸时骨盆处于凝固状态	
10.　呼吸时腹部处于凝固状态	
11.　伴随呼吸全身处于弛缓性瘫软状态	
12.　伴随呼吸，身体或身体的一部分出现肌肉僵硬的"死点"	
13.　缄默无声	
14.　发声微弱	
15.　说话的语速过快	
16.　说话的语速过于缓慢	

表 6-2   努力（Effort）

1. 无法区分动作的连续性或间断性	
2. 在范围和程度上缺乏适应动作张力流动范围与程度变化	
3. 过多以束缚流动为主导的动作	
4. 过度以自由流动为支配的动作	
5. 以中性流动为支配的动作	
6. 不适应使用疏通性的动作	
7. 不适应使用灵活变化性的动作	
8. 不适应使用激烈强力的动作	
9. 不适应使用轻抚温柔的动作	
10. 不适应使用犹豫性的动作	
11. 不适应使用突然性的动作	
12. 预备努力的启动为主导防御机制	
13. 使用不适当的防御机制方式	
14. 不适应定向性动作	
15. 不适应非定向性动作	
16. 缺乏使用调查研究性的细微动作的能力	
17. 不适应使用轻度性动作	
18. 不适应使用强度性动作	
19. 缺乏使用表现有决心、毅力、信念的坚定性或目的性动作的能力	
20. 不适应使用缓慢的动作	
21. 不适应使用快速的动作	
22. 不适应使用具有时间感或果断性的动作	
23. 动作的姿态与手势相互矛盾	
24. 常带有审判他人的超自我动作展示	
25. 不适应同时使用两种努力因素的动作	
26. 不适当的、过分夸张的动作姿态	
27. 不适应使用三中努力因素组合的动作	
28. 缺乏沉迷的动作素质	
29. 缺乏拼搏的动作素质	
30. 预备努力和努力之间表现出矛盾	
31. 努力的动作之间常出现混乱状态	

表 6-3   造型（Shape）

1. 不适应使用对称的造型流动	
2. 过度地束缚向上外扩性动作，使人感觉临近愤怒爆发的状态	
3. 过度地束缚向前伸展性动作，使人感觉处于紧张、焦虑的状态	
4. 过度地束缚横向加宽性动作，使人感觉处于恐惧甚至即将崩溃的状态	
5. 过多地束缚向内凹陷的动作，给人一种内心极度纠结的感觉	
6. 过多地约束缩短性动作，给人一种遭到清盘的感觉	
7. 过多地约束关闭性动作，给人一种内心空虚的感觉	
8. 以凹陷、缩短或关闭为主导动作的造型方式	
9. 以膨胀、加长或扩大为主导动作的造型方式	
10. 缺乏将性欲的冲动从自我转移向他人的动作能力	
11. 缺乏将进攻性冲动从自我转移到他人的动作能力	
12. 缺乏与自我肢体内部空间相互联系的动作	
13. 具有离奇的、怪癖的造型动作	
14. 不适应使用不对称的造型流动的动作	
15. 连续使用不适当、不对称的躯体姿态	
16. 缺乏对来自分别、离散的刺激的动作反应	
17. 对积极或消极的刺激做出不适宜的动作反应	
18. 不适应使用横向的动作	
19. 不适应使用跨越躯体的动作	
20. 不适应使用向上方向的动作	
21. 不适应使用向下方向的动作	
22. 不适应使用向前方向的动作	
23. 不适应使用向后方向的动作	
24. 随时防御对方的肢体状态	
25. 不适应使用传播交流性的动作	
26. 不适应使用封闭性自我保护性的动作	
27. 缺乏适当的探索可能性和范围性的动作意识	
28. 不适应使用上升的动作	
29. 不适应使用下降的动作	
30. 缺乏足够的与他人面对的动作能力	
31. 不适应使用向前推进的动作	
32. 不适应使用后退的动作	

表 6-4 　　　　　　　　　　　　　　姿势和手势（Posture & Gesture）

1. 不适应造型流动中的姿势变化	
2. 难以让姿势与手势（P-G）协调起来	
3. 动作显得机械化和人工化（造作）	
4. 玩具娃娃式的木偶动作	
5. 面部呆滞，缺乏情绪的表达	
6. 动作过于夸张	
7. 肢体部位的动作缺乏连续性	

表 6-5 　　　　　　　　　　　　　　紧张流动节奏（Tension Flow Rhythm）

1. 动作中缺乏口腔阶段的吮吸节奏	
2. 动作中口腔阶段的吮吸节奏过量	
3. 经常有呕吐或恶心的动作	
4. 颈部肌肉和上背部呈现出极度的紧张	
5. 背部僵硬、凸起，似乎总在抵抗手臂和腿部力量的延伸	
6. 动作中表现过量的口腔阶段的侵略性、啃咬性节奏	
7. 咽喉、颚、胸部、眼睛部位呈现出极度紧张	
8. 无休止的抓扰性动作	
9. 过度地呈现吹、吐、咬性质的动作	
10. 动作中缺乏肛门阶段的拧扭、挤压、释放节奏	
11. 表现出过量的肛门阶段的节奏	
12. 连续的踢、扇打性动作	
13. 臀部、大腿、小腿、肩膀部位呈现出极度紧张	
14. 骨盆过于向前、向上倾斜	
15. 动作中的尿道性节奏（奔跑、控制 / 启动）不足	
16. 表现出过量的尿道性节奏	
17. 骨盆部位缺乏紧张度	
18. 缺乏内生殖器阶段的动作节奏（摇曳，涌动）	
19. 动作中的内生殖器阶段的节奏过量	
20. 缺乏外生殖器阶段的动作节奏（按压，冲击 / 喷涌）	
21. 动作中的外生殖器阶段的节奏过量	
22. 动作的节奏缺乏连接性，给人碎裂感	

表 6-6 肢体形象（Body Image）

1. 呈现出消极的外在肢体形象	
2. 蓬头垢面，衣冠不整，不注重个人卫生	
3. 具有自残、自杀的念头	
4. 缺乏区分自身躯体与外在环境的能力	
5. 在造型流动中，缺乏肢体的边界意识，缺乏收缩性与控制性的动作流动	
6. 过度的收缩性／控制性动作，使人感到被解肢的恐惧	
7. 常混淆主观个体与客观对象体	
8. 常混淆各肢体各部分的性质确认	
9. 缺乏确认肢体部位相互关系的能力	
10. 缺乏分别内在与外在不同的能力	
11. 在肢体形象（B-I）的大小、造型、隐藏、展示方面有失真与扭曲的动作表现	
12. 缺乏进行空间动作的意识或能力	
13. 不适应富于计划性的动作	
14. 偏好以某种特定动作为主导，或表现出不适当的反复性动作	
15. 自我形象上表现出性别认定的混乱	
16. 盆骨臀部表现出过度的僵硬	
17. 缺乏肢体之间的合理调节	
18. 拒绝接受形象衰老的现实	

表 6-7 两者关系（Dyadic Relationship）

1. 在舞动治疗时，与治疗师之间表现出封闭的或动画式的动作关系	
2. 无法做出与治疗师进行交流的动作	
3. 不会把治疗师当作动作的转移中介	
4. 不会把治疗师当作象征性的动作缓冲	
5. 不会区分主观（自我）与对象（治疗师）	
6. 在治疗师面前难以启动或停止自己的动作	
7. 常常在权力和控制上纠缠不清	
8. 对自我和对象做绝对性的评判	
9. 过分地依赖与治疗师的关系	
10. 对目标的达成做不到持之以恒	
11. 缺乏使用空间过渡的能力	

'表 6-8   群组关系（Group Relationship）

1.　在外人面前无法参与到舞动治疗的活动中	
2.　难以与他人进行动作的交流与对话	
3.　专注于与他人的权威竞争	
4.　难以专注于当下的任务目标	
5.　难以适应群组中组员的角色	
6.　总是急于自我展示，以引起他人的关注	
7.　时刻企图充当群组动作的引领者	
8.　恐惧或拒绝作为群组动作的引领者	
9.　缺乏最起码的亲近或忍耐他人的能力	
10.　总在担忧自我确认会解体于群组之中	
11.　常为满足别人的需要而损伤自我的基准和利益	

表 6-9   成长仪式（Rites of Passage）

1.　出生时的创伤带来的压抑和恐惧	
2.　在两者的相互作用动作中缺乏最自我的基本信任	
3.　缺乏动作或行动的启动意识和能力	
4.　常对异性表现出既爱又恨的矛盾心理	
5.　缺乏与他人的认同感	
6.　常使用孩子般的或不成熟的动作语言	
7.　缺乏承诺性（垂直向造型）动作的能力	
8.　缺乏进入创作性动作过程的能力	
9.　动作总是呈现出绝望感（弛缓性跛行）	
10.　动作多呈现出疏远和隔离感（凹陷、狭窄和缩短的造型流动）	
11.　逃避或否认对某人死亡的愤怒或悲哀的情感	
12.　缺乏通向超越自我的个人状态的能力	
13.　缺乏与自我灵魂的沟通	

表 6-10   意识组织的认知表征水平（Cognitive Representation Levels of Organization）

1.　缺乏具体认知的能力	
2.　缺乏标志性认知的能力	
3.　缺乏抽象性认知的能力	

表 6-11　　　　意识组织的思想过程水平（Thought Process Levels of Organization）

1.　初级思维过程占主导地位	
2.　以象征性的、不适宜的仪式性动作为主导动作	
3.　缺乏区分初级和二级思维过程的能力	
4.　明显缺乏自我发展的意识	
5.　极端地自我防卫	
6.　缺乏感受自身潜意识信息的能力	
7.　缺乏对既定的预测进行再评估的意识或能力	
8.　被个人的下意识覆盖或淹没	
9.　缺乏体验领会人格的基本原型的能力	
10.　缺乏对个人的人生旅程和生命意义的意识	
11.　常忽略自我原始的下意识，过于人格理想化	
12.　缺乏自我意识的主心轴	

凯斯腾伯格动作轮廓体系

在 30 多年的研究中，凯斯腾伯格和她的同事们一直在努力让斯腾伯格动作轮廓体系不断演变和完善。他们的研究发现了主导的动作模式与特定发展阶段和心理功能之间的联系，该体系成为了把拉班动作分析体系发展到心理分析领域的唯一桥梁。凯斯腾伯格动作轮廓体系已成为学习舞动治疗的必修课。

凯斯腾伯格动作轮廓体系是一个集成的系统，它连接了拉班的动作分析与对象关系理论和心理动力学理论，适合于所有人的诊断、治疗计划和运动心理干预。因为该体系对肢体动作记录的全面性与精准性，已成为治疗师临床评估诊断的首选工具。

凯斯腾伯格动作轮廓体系的评估揭示了人潜在的领域及其相互之间的微妙关联，了解凯斯腾伯格动作轮廓体系框架可以帮助治疗师更好地认识到个体的动作语汇及其优点和局限性。凯斯腾伯格动作轮廓体系分析可探索出作为一个孩子与其父母的承续范畴，以及他们之间的相容性和对抗性。使用凯斯腾伯格动作轮廓体系观测，可以确定一个孩子是否已经达到了应有的、健康的年龄发展水平。

使用以发展格局为主线的治疗性运动，可以使那些因为缺乏按时间顺序定义年龄

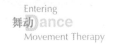

发展阶段的特定运动模式，使得身心发育迟缓的孩子得到动作语汇的重新建造。舞动治疗在引导支持孩子的运动探索和发展中，经常运用凯斯腾伯格动作轮廓体系的具体内容，来解决身心成长特定阶段的障碍问题。

凯斯腾伯格动作轮廓体系的双系统

凯斯腾伯格动作轮廓体系包括两个系统。

系统一是从个人动作发展纵观的角度做观察诊断。这个系统包括以下几个方面。

- 张力流动节奏（Tension Flow Rhythms）。内含五个发展阶段的十个动作节奏，观察个人发展成熟经过的阶段是否有停滞或缺陷。

- 张力流动特征（Tension Flow Attributes）。内含流动的适应性、平和性、紧张度、突然性或逐渐性。观察个人从婴儿到成人的性情特征，这种特性往往是持续性的。

- 预备努力（Pre-effort）。这是凯斯腾伯格对拉班努力概念的发展，儿童在完成动作努力之前先有预备努力的动作意向。预备努力表现为个人的防御、了解和发现的模式：个人动作空间意向的灵活性、沟通性；力度意向的轻柔性或激烈性；时间意向的犹豫性和突发性。

- 努力（Effort）。通过完成的努力动作，观察有无空间使用的方向性习惯、有无力度使用的轻或重习惯，以及时间使用上的加速或减速习惯。观察完成的努力动作是评估个人对付外界特征，是度量其成熟性的体现。

系统二是从横向全面观察诊断个人的造型动作特征，这是在第一系统基础上评估个人动作的安全性、稳定性，及其包容结构。

这个系统也包括以下几个方面。

- 两极造型流动（Bipolar Shape Flow）。其内涵是观察个人造型流动趋势，是拓宽、延长、凸涨还是收窄、缩短、凹陷。这表现的是个人动作的对称性、平衡性，往往用于内心表达。

- 单极造型流动（Unipolar Shape Flow）。造型动作流向一个极端，譬如，向上/下延长或缩短；向前/后凸涨或凹陷。这表现的是不对称性，观察个人对外界刺激的反应，刺激因素包括人、物、形象和声响。

- 造型的方向（Shaping in direction）。治疗师通过观察病人的动作过程，判断其是身体两侧进行还是穿过躯干的、是向上还是向下的、是向前还是向后的。造型方向的使用习惯反映一个人内心的目的性和协调性。
- 造型的平面（Shaping in Plane）。凯斯腾伯格在拉班动作分析体系的三位空间基础上增加了强调每个平面的走向和趋势，判断出使用水平面时是扩展还是关闭；使用垂直面时，是上升还是下降；在使用纵深面时，是前冲还是撤退。造型的平面往往表现个人的心理自信程度。

肢体动作轮廓代码单及其运用

在临床实践中，每位舞动治疗师可根据凯斯腾伯格的动作体系基本框架和术语，以路易斯的症状特征系列为度量，以自己临床需要为基点，设计实际可行的诊断表格。一般称这个表格为肢体动作轮廓代码单（Body Movement Profile Coding Sheet）。

我常使用的一般性的肢体动作轮廓代码单设计包括以下内容。

肢体模式

1. 呼吸方式：（　　）紧闭式（　　）肤浅式（　　）立体式

2. 目光交流特点：（　　）直接式（　　）逃避式（　　）紧盯式（　　）转移式

3. 肢体部位使用特点

（1）启动部位与活跃部位

- 启动部位：（　　）中心（　　）头部（　　）尾部（　　）末梢（　　）肢部
- 活跃部位：（　　）头（　　）颈（　　）肩（　　）胳膊（　　）腿（　　）手
（　　）脚（　　）面部（　　）胸部（　　）腹部（　　）背部（　　）臀部

（2）僵硬部位与分裂特征

- 僵硬部分：（　　）头（　　）颈（　　）肩（　　）胳膊（　　）腿（　　）手
（　　）脚（　　）面部（　　）胸部（　　）腹部（　　）背部（　　）臀部
- 分裂特征：（　　）躯干与四肢分裂（　　）头部与全部肢体分裂（　　）上肢与

下肢分裂（　　）左半身与右半身分裂（　　）前半身与后半身分裂（　　）其他分裂

动作模式

1. 努力特征

- 方向性空间：（　　）有目标（　　）无目标
- 力度使用：（　　）强重（　　）轻弱
- 速度使用：（　　）快（　　）慢（　　）突发（　　）持续
- 张力流动性：（　　）约束（　　）自由（　　）适中（　　）约束性自由

2. 造型特征

- 固定造型：（　　）针尖形（　　）球形（　　）墙壁形（　　）螺丝形
- 变化造型：（　　）辐射式定向（　　）弧式定向（　　）雕刻式非定向

3. 空间使用

- 平面使用：（　　）垂直面—上下—升序/降序（　　）水平面—左右/侧边/交叉（　　）纵面—前后—前行/后退
- 面积使用：（　　）大（　　）中（　　）小

节奏模式

- 口腔节奏：（　　）吮吸（　　）弹咬
- 肛门节奏：（　　）拧扭（　　）拉紧与释放
- 尿道节奏：（　　）奔跑与漂流（　　）启动与停止
- 内生殖器节奏：（　　）摇曳（　　）涌动
- 外生殖器节奏：（　　）跳（　　）喷射与冲压

动作属性

- （　　）战斗型（　　）沉迷型
- （　　）扩张型（　　）收缩型
- （　　）进攻型（　　）撤退型
- （　　）加速型（　　）减速型

实践与案例

下面以美国著名电视剧《神探阿蒙》中的主角——患有强迫症的退休侦探蒙克为例。

蒙克的主导肢体动作轮廓代码单解析如下。

1. 肢体模式

（1）呼吸方式：（√）紧闭式（几乎感觉不到他在呼吸，似乎他总是屏住气息）。

（2）目光交流特点：（√）紧盯式（他总是处于侦探、研究细节或怀疑、恐惧病菌状态）。

（3）肢体部位使用特点

① 启动部位与活跃部位

- 启动部位：（√）末梢启动（很少看到他的肢体有大动作）。

- 活跃部位：（√）手指（√）眼部。

② 僵硬部位与分裂特征：几乎所有部位都僵硬。

- 尤为突出的僵硬部分：（√）颈肩部（√）胸腹部（√）腰背部。

- 其分裂特征：（√）躯干与四肢分裂（√）左半身与右半身分裂（感觉几乎没有躯干的扭转动作、四肢的交叉动作，颇像一个机械人）（√）头部与全部肢体分裂（强迫性思维使他的大脑总是处于紧张的活动状态，同时把肢体束缚住）。

2. 动作模式

（1）努力特征

① 方向性空间：（√）有目标（总是处在明确的目的和任务感中）。

② 力度使用：（√）轻弱（总是小心翼翼地把东西摆正摆齐，或者缕清案件细节）。

③ 速度使用：（√）慢（√）持续（有耐性，不放弃，持之以恒）。

④ 张力流动性：（√）约束（几乎不见任何自由流动，总是处于高度紧张状态，不是担忧有病毒就是对现状质疑）。

（2）造型特征

① 固定造型：（√）针尖形（典型的针状站立形态，害怕被周围侵犯、沾染）。

② 变化造型：（√）辐射定向式（他的思维行动单线直入，不迎合他人，不会按他人的意志予以改变，包括喜欢的女人）。

（3）使用空间

① 平面使用：（√）垂直向平面以向上为主（很少关顾左右前后与自己无关、与案件无关的万千世界）。

② 面积使用：（√）小（基本生活在自己的小空间里或者案件世界里）。

3. 节奏模式：以拧扭、拉紧的肛门节奏为主导（典型的强迫症节奏）。

4. 动作属性

（1）（√）沉溺型（表面状态）（√）战斗型（内在状态）。

（2）（√）收缩型（唯恐被侵犯、被感染）。

（3）（√）撤退型（随时向后撤退的感觉，不敢爱，不敢碰，不敢出格迈大步）。

（4）（√）加速型（习惯追问，步步逼近）。

在肢体动作轮廓的代码解读后，治疗师要对其心理动态、性格特征、职业功能与肢体动作模式的相互关系进行分析：

蒙克因为患有严重的洁癖强迫症，被迫离开侦探长的位置，但他热爱侦探工作，喜欢剖析案情。他具有天赋般的直觉、敏感与洞察力。从蒙克的肢体动作轮廓来看，他的呼吸是紧闭式的，因为他有对细菌感染的恐惧，每时每刻他都似乎屏住呼吸。他的站立形态以针尖型为主导，因为怕碰到外围的细菌，下意识地收缩自己的躯体。他的躯体总处在紧张状态，是僵硬的，特别是他的颈部、肩部、胸部、背部、臀部，主要活跃部分是末梢（即手指）。他常不停地洗手，常整理、排列物品。另一个活跃部位是眼睛，总在观察、思考。作为一名侦探，他的五官总是处于高度的警觉状态，他的动作的总是头部先行、先启动，或者末梢——手指启动。但他的身子因细菌恐惧不敢动。因此，他的肢体分裂明显地表现为头部与肢体的分裂、手部及前手臂与整个躯干的分裂。他有钻牛角尖的特质，加上对细菌的恐惧，他的动作以肛门的拧扭、拉紧节奏为主导。他的动作方位主导是直接的、有目标的。他的动作速度主导是缓慢的、持续的，因为他所处的位置是退休的、无权的，只有在发生疑难案件时被请出来，他总是处于反思、审理的状态，处于做判断的位置，加上焦虑和强迫症，他的动作迟缓，但不减速，他揭露案情的激情和决心又不停地把他往前推，他会步步逼近。他的动作空间是极小范围的，害怕触碰到其他人或物。多是垂直面，尽量不沾周围。侦察破案时，他多采用纵向的、循序渐进的方式。

舞动治疗的基本疗法

　　舞动治疗的治疗方式和手段有很多，因人而异。治疗师与病人在情感、心态呼应上临阵发挥的躯体动作引导，就像传统治疗师的口头对应谈话技巧一样。本章主要介绍作为舞动治疗师四种最基本的也是必须具备的治疗理念和方式，即本真动作、镜像动作（Mirroring Movement）、两极动作（Polarities Movement）及使用传导体动作（Moving with Transactional Objects）。许多具体手段、技巧都是在这些基本方式的基础上创造出来的。

本真动作

本真动作的源起和发展

本真动作起源于 20 世纪 50 年代玛丽·怀特豪斯发起的"纵深动作"（Movement in Depth），即通过动作进入人的潜意识深层，挖掘出其埋藏的记忆和情感。舞动治疗师玛丽·怀特豪斯的学生珍妮特·阿德勒（Janet Adler）延续了其开拓性的工作，将本真动作扩展成体系化的治疗实践，并越来越注重于使积累的意识躯体化（Embodying Collective Consciousness）。基于这种动作本真的躯体特质，后来这种动作被学者称为"本真动作"。

什么是本真动作

本真动作是一种富于表现的即兴动作的实践，它让一组参与者在自发动作中自由地与自己的身体交流（Free association of body）。

本真动作创始人玛丽·怀特豪斯说过："动作是要经历的，要在身上'发现'的，而不是穿在身上的裙子或大衣。这种动作从一开始就存在于我们身上，它可以使我们得以解放。"

本真动作创造了一个通过自发的动作让潜意识得以展现的空间。作为一种实践，它结合了许多传统方式——治疗和打坐、个人和社区、仪式的和即兴的。

本真动作是一个既微妙细腻又强烈有力的治疗实践，它使个人通过身体的表达、经历，探索其心理的创造性和神圣感之间的关系，在这个过程中，开发动觉意识和人际交往能力。情感和对躯体化存在的感受往往是实践中的天然产物，在本真动作过程中，传感世界被唤醒，通过对自己躯体的认知恢复权威感，观念得以澄清，感情得以肯定。这种方法促使个人去与一个潜在的、更深的、生命的力量联结，可以上升对日常经验的自觉意识。躯体可用来增强认知和反思的潜意识，并有可能发展一个更安全的人际依恋风格。小组性的本真动作探索工作会产生归属的动力，并且确认一个人的独特性以及更广泛的对人类社会的贡献意识。

如何展开本真动作

本真动作具有一个正式而简单的框架。一个小组通常分为动作者和见证人，参与者轮流交换角色，或成对互动，或由见证人形成一个包围圈，所有的动作者在圈内做动作。无论是否播放音乐，动作者都必须静心倾听，深度感觉自己。动作者闭上眼睛更容易集中注意力，盲目移动，没有思考，象征着走向未知的旅程，躯体完全由潜意识推动。动作者的眼睛始终紧闭，只有在动作发生极端迅速或有暴力倾向时，眼睛才能睁开，以确保没有人受到伤害。运动的时间一般为 10~20 分钟，但其感受会非常强烈，像一个深沉的梦（如图 7-1 至图 7-10 所示）。

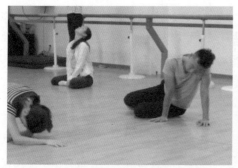 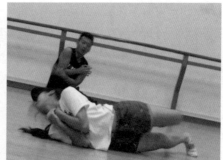

图 7-1　进入本真自我空间　　　　　　　图 7-2　观者与动者

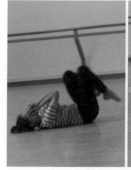 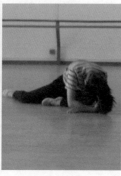 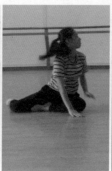 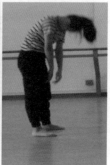

图 7-3 至图 7-6　本真动作系列（1）

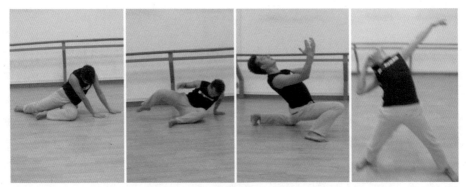

图 7-7 至图 7-10　本真动作系列（2）

　　动作结束后，见证人与动作者进行口头交流。见证人向动作者客观地描述自己的所见，不加分析、评判，只讲自己所见所感，然后动作者讲述自己在动作过程中的经历、感觉。通过这个交流，许多动作者在运动中展现的潜意识信息会上升到自觉意识，增加对自我的认知。然后，彼此互换角色，动作者作为见证人，见证人作为动作者，与之前的流程相同。

　　进行个体治疗时，治疗师作为见证人，在 60 分钟的治疗时间里，病患的动作时间为 25~30 分钟，其他为交谈时间。治疗师帮助病人理解自己自发动作过程所展示的潜意识信息的含意，很多长期压抑的情绪、记忆、想法会由此得到发掘、发泄，病患的潜意识上升为自觉意识。很重要的一点是，治疗师不能把自己的观点强加于患者，只是客观地带有同情和理解的姿态向患者描述自己看到的和感受到的，要让患者自己说出动作过程中的真实感受和自我意识。

本真动作的意义

　　本真动作是舞动治疗师的必修课。动作者通过自身的本真动作得以修复身心，开发躯体的智慧，激发自我潜在的创造力。见证人通过阅读他人的本真动作，产生同情心，提高感受他人、理解他人的能力，为与患者建立深度信任的治疗关系打通路径。本真动作区别于其他治疗手段。在这里，治疗师不参与患者的动作，始终是观察者。治疗愈合过程一般会通过患者不断地自然发泄、展示、表达、认知来实现，患者能从中获得更直接的自我授权力量。

镜像动作

镜像动作是舞动治疗中最基本、最常见的治疗手段。

什么是镜像动作

镜像，这里指的是一个人模仿、复制另一个人的行为举止，可能包括对方的口型、手势、动作、身体语言、肌肉紧张程度、表情、声调、眼球运动、呼吸节奏、态度、选择等。我们常常会在社会交往时使用镜像动作，常常在母子、夫妻、亲密朋友交流之间观察到镜像现象，观察到哭、笑、失望、兴奋等情绪的相互镜像呼应表达。

镜像现象不仅存在于亲密的谈话中，大众场合也有不少。譬如，听众通常会随着扬声器微笑或皱眉，如果一个人在体育场上欢呼或起哄，很快会引起他人类似的行为。人们通常不知不觉地接受他们的镜像，镜像反应如同与对方进行聊天，让人们感觉更轻松，并受到鼓励。

镜像动作的意义

在心理学领域，镜像是指所有母子关系的交流特征，这里不仅包括夸张的、使之鲜明化的反射，还包括持续的、养育的、普遍的同情和尊重。家长的镜像反应直接影响孩子的自尊心、自信心及雄心。他们的镜像反应给予孩子价值感，同时创造孩子内在的自我尊重。

镜像动作是舞动治疗实践中基本和常用的手段，它促使治疗师和病患之间增进感情和交流。治疗师模仿病患的动作、情绪或运动意图暗示，以进行换位思考。

2011 年，露西·麦加里（Lucy McGarry）与弗兰克·鲁索（Frank A Russo）在学刊《心理治疗的艺术》（*The Art in Psychology Volume*）上发表了《舞动治疗中的镜像：在同情增强背后的潜能机制》（*Mirroring in Dance and Movement Therapy: Potential mechanism behind empathy enhancement*）一文，从神经科学的角度分析了镜像动作的意义。文章提出，舞动治疗中使用镜像是通过利用镜像神经元电路来提高理解别人的情感意图。镜像神经元系统的相关研究表明，大脑感知和有机动作是重叠的，这些脑区也参与对动作意图的理解。情感识别的一个重要途径，涉及神经模拟其他人的情绪行为，以此来推断这些行动背后的意图，并同情他们。未来的研究提出了系统地探讨舞动治疗使用镜像手段的有效性，探索它背后的神经机制，以及它对那些持有同情障碍患者的适用性。

镜像动作的使用

镜像动作常在小组舞动治疗中使用。治疗师让组员结对进行，一个人作为动作者，另一个人作为动作者的直接镜像。一个人的左侧"匹配"对方的右侧，动作者看到对方就像看到自己在镜子里的样子。然后交换角色，两人完成后再选择不同的人结对进行镜像动作，直到与小组里的每个人都进行了镜像动作交流（如图 7-11 至图 7-18 所示）。

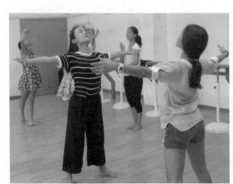
图 7-11　空间动作镜像

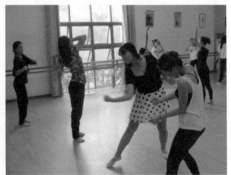
图 7-12　力度动作镜像

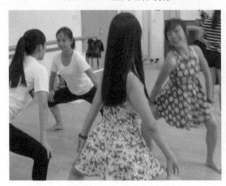
图 7-13　拧扭节奏镜像

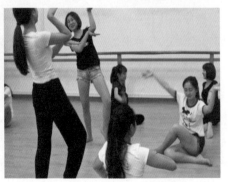
图 7-14　调皮玩耍韵律镜像

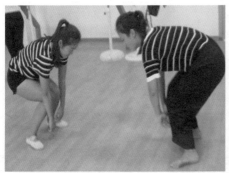
图 7-15　下蹲沉重感镜像

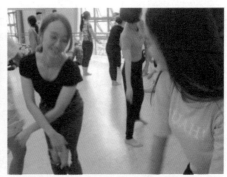
图 7-16　快乐情绪表情镜像

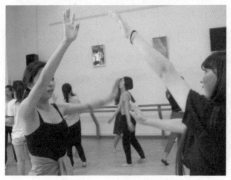
图 7-17　能量流动时间镜像

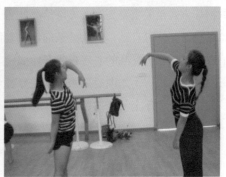
图 7-18　认真上提姿态镜像

　　这个过程可使组员产生强大的社会亲和力，增进组员之间的相互理解，提高组员的自信心，促使其与别人同步。许多心理障碍能在这个过程中消除。

　　为建立融洽关系，可以镜像不契合的动作与表情。譬如动作者说"好极了"，但其姿态动作看起来或听起来像被压迫的，镜像人同样说"好极了"，展示类似的语调和姿态。动作者在"镜像"里看到自己的这种矛盾表现，很快会自省，觉得有些可笑，心结会打开。

镜像动作的表现

　　镜像动作表现在各个方面，概括起来有：

　　1. 目光对视（Eye Contact）；

2. 面部表情（Facial Expression）；

3. 呼吸流动（Breath Flow）；

4. 形体节奏（Body Rhythm）；

5. 手势和姿态（Gesture and Posture）；

6. 肢体的空间运用（Kinesics）；

7. 肢体态度（Body Attitude）。

在进行舞动治疗的过程中，治疗师常使用镜像舞动来与患者达到动作的和弦与调整，与患者互换动作者与镜像的角色，从而建立沟通、信任、促进的关系。镜像动作的治疗方式至关重要。就像母亲给婴儿的心理营养，完全是从镜像动作开始的。婴儿感觉自己，认可自己，是从母亲的镜像表情和动作中得到的，反过来，通过反射母亲的表情与动作，婴儿的心理自我开始成长。所以，与其说镜像动作是舞动治疗必须具备的治疗手段，不如说是融入舞动治疗师血液里的本质技能。治疗师随时随地用这个技能来感受和呼应患者的心理情绪，传递理解的信息。

两极动作

两极的意义

极性，指通过个性出现在身体中，进入成双的对立，包括有意识和无意识的对立。生活从来都不是在一个极上，而是矛盾双方的并存。你在生活中做出一方面选择，你并没有摆脱你没有选择的另一方面。选择天平的一端，另一端简单地从你的意识中消失，这是不可能的；相反，另一端在你的意识中像一个跷跷板，充分发挥它的重量。

玛丽·怀特豪斯说过，黑色和白色、白天和晚上、阳刚与阴柔，都是我们的日常经历的、熟悉的成双对立。一个舞动者在动作的世界，不停地思考着弯曲与伸直、封闭与开放、狭窄与宽阔、向上与向下、重力与轻柔等这些对立。

两极动作的表现方面

在人的动作过程中，两极性表现在以下各个方面。

1. 时间的两极动作，包括快和慢、加速和减速、突然性和持续性。

2. 空间的两极动作，包括大和小、上和下、前和后、左和右。

3. 重量的两极动作，包括强和弱、重和轻、下压和上浮。

4. 方位的两极动作，包括定向和无方向的、圆圈和直线、进来和出去。

5. 造型的两极动作，包括关闭和开放、伸展和收缩、弯曲和笔直、前进和退后。

这些动作还可加入情绪或行为心态，譬如快速的紧张与缓慢的休闲、收缩的抑郁与伸展的开朗、强力的自信与软弱的自卑、前进的勇敢和后退的恐惧、拘谨的严肃和放松的玩耍等（如图 7-19 至图 7-30 所示）。

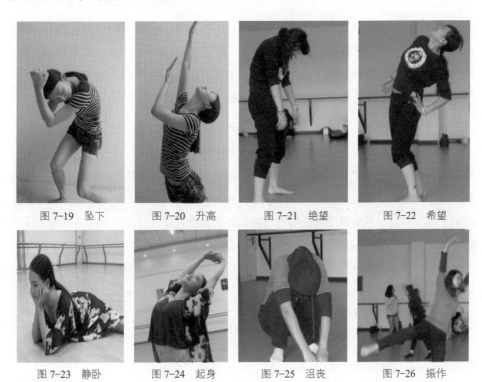

图 7-19 坠下　　　图 7-20 升高　　　图 7-21 绝望　　　图 7-22 希望

图 7-23 静卧　　　图 7-24 起身　　　图 7-25 沮丧　　　图 7-26 振作

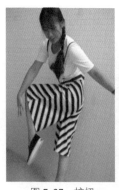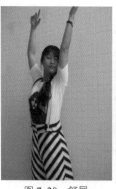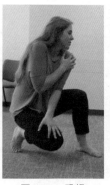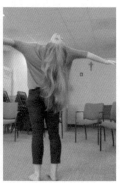

图 7-27　拧扭　　　　　图 7-28　舒展　　　　　图 7-29　恐惧　　　　　图 7-30　无畏

两极动作的使用意义

两极动作不仅是舞动治疗师常使用的治疗干预手段，更是一种治疗性原则。两极性对立无处不在，从某种意义上说，平衡是身心健康的主轴，失去平衡是病态的开始。行为心理病患者常常表现出极端性，抑郁、焦虑、强迫、多动等使他们远离健康的主轴——平衡，严重时失去正常工作和生活的能力。

舞动治疗师往往从患者躯体动作模式的极向开始，逐渐把他们朝对立的极向引导，从而达到中心点、两极动作本身就是一种大脑平衡的调节剂。舞动治疗师让患者选择对立的方向来舞动，譬如：对一个焦躁不安的患者，建议他做快与慢两极动作，从极端快速的跳动转变到极端缓慢的动作；对自我封闭压抑的患者，建议他做关闭和开放的对立两极动作，从肩臂胸腹压缩到四肢躯体的完全伸展；对消极自卑的患者，让他做软弱防御和强壮冲击两极对立动作，从无力的向后撤退到用力向前进攻。在这个两极来回运动中，患者的大脑神经进行着再组织、再整顿、再调整，使自己开始学会新的不同的动作模式，从紧张式到放松式，从封闭式到开展式，从强迫式到玩耍式，从多动式到安静式，依次进行。

使用传导体动作

什么是传导体

传导体的定义是，在舞动治疗过程中用来促进肢体舞动、帮助实现治疗目的的辅助品和道具，如躯体球（Body Ball）、呼啦圈、彩带、弹性绳圈、降落伞等。

在什么情况下使用传导体

1. 病人具有自由舞动的心理障碍或生理局限。譬如，老年组患者，因身体有困难起立做舞动动作，让他们握住弹性绳圈，带领他们一起向前向上左右动作。某饮食障碍症患者对自我肢体怀厌恶感，不愿当他人的面做肢体动作。用躯体球作传导体，她推球、滚球、甩球、踢球，肢体通过球的传导动作起来。传导体给患者肢体带来安全感。

2. 治疗目的的需要。譬如，焦虑症强迫症小组治疗，为达到暴露疗愈的效果，使用大型彩色降落伞作刺激物。全组人员围圈拉住降落伞，起伏挥动，轮流穿过伞底，然后集体进入伞下，坐到地下压住伞的边缘，形成一个蘑菇形大帐篷，大家面对面坐着，在玩耍中，社交恐惧、细菌恐惧、拥挤恐惧等得到了象征性的暴露治疗。

传导体的作用

1. 给予患者安全感或适宜感。譬如，让不停颤抖的焦虑症患者手捏放松小球，患者不用直接面对肢体或情感的挑战。

2. 帮助促进情感的表达与宣泄。譬如，用力举摔躯体球可以帮助患者安全疏导和发泄愤怒情感。

3. 在患者与治疗师之间搭建桥梁。传导体是双方都熟悉的物件，互相交流起来好像有个公道的中介人，给予双方一个缓冲机会。

4. 为达到治疗目标提供具体途径。譬如，弹性拉布的使用可以建立相互的信任关系，呼啦圈的使用可以阐述个人界限问题，气球的使用促进向上放松的精神状态，群体降落伞运动增强集体化意识。

传导体的用法

1. 因人因病例而制宜。譬如，对有破坏性行为情绪失调的少年组，弹性绳圈就不太适宜，可能会造成乱拉乱扯的混乱场面。

2. 安全使用。要给患者小组成员强调规则。譬如，对儿童组，明确规定不能对着他人身体猛力或攻击性地传球，否则将必须承受"出队"取消玩球资格的结果。

3. 给予明确的使用动作指示。譬如，"用手背向上轻拍气球""数一二三，同时掀起降落伞，然后在第四拍时，一起放开手，让它自由飞落。"

4. 一般在一个疗程中使用一种传导体最多不超过两种。一个疗程里使用各种传导体，会混乱患者的注意力或造成心理消化的困惑。

常用的传导体及其功能

1. 球类。大到躯体球，小到气球、海滩球，各种各样的球，最好是有弹性的或者轻的，不会砸伤人的。对于不情愿直接做动作表达的人，球既是很好的过渡体和激励品，也是促进患者与治疗师或患者之间交流的好工具。让缺乏力量的抑郁症患者全身用力摔下大躯体球，可增强其力度的使用意识和能力。让具破坏性行为的儿童患者用手背轻碰小气球，以增加轻柔的肢体意识。与患者通过互相传球来提问、答问，采用这种带有玩耍的手段，既减了轻患者的自我防御，又能很快打开心理沟通的渠道。

我们常会用到各种不同颜色、不同表情的表情球（如图 7-31 至图 7-34 所示），可以让患者一边传球一边叙述不同情感的记忆故事。

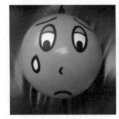 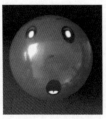 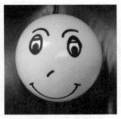 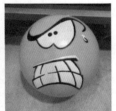

图 7-31　伤心　　　图 7-32　惊吓　　　图 7-33　高兴　　　图 7-34　焦躁

另外，我们还会使用一种主体球，包括自我心理鼓励球、焦虑安排球、愤怒处理球、社交技术球，等等，这些球上都印着各种与主题相关的警句、提问和动作练习（如图 7-35 至图 7-37 所示）。小组成员可在球的传递中互相提问，互相鼓励，一起做与主题相关的活动练习。

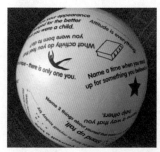 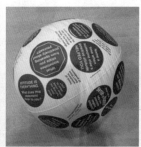 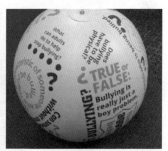

图 7-35　自信心主题　　　　图 7-36　正能量主题　　　　图 7-37　反暴虐主题

2. 纱巾。各种形状、大小和颜色的纱巾。触摸纱巾的质地，给患者带来安慰、愈合感。彩色纱巾给予人想象和追求感、轻松和飘逸感。挥舞纱巾往往能激发内在的创造力和表达力，对抑郁症、焦虑症患者的疗愈效果颇佳。

3. 呼啦圈。这个道具不仅可以让患者活动起来，还可以给人自我空间受保护的感受，圈内、圈外的运动使人提高自我和他人的空间界限意识。对患有多动症的孩子，这是很好的传导体用具，帮助他们规范行为。

4. 降落伞。这是群体使用的传导体。每人都参与打开、升降、抖动的过程，或一起搭帐篷。集体节奏在这里产生，通过富于创造性的彩虹降落伞集体运动，正能量加速上升，消除负面情绪。

5. 弹性拉布。这个传导体大多用于建立信任感、被支持感。拉布是圈形整合的。治疗师和患者或组员们一起站在圈内，用弹性拉布兜住每人的脊背，大家一起向后靠，形成一个开放的花朵，表现出相互的信任和凝聚力。使用这个道具时要注意安全，避免失去平衡。最好两人或小范围使用。

图 7-38 至图 7-40 是一组躯体球的使用示例，图 7-41 至图 7-44 是一组呼啦圈的使用示例。

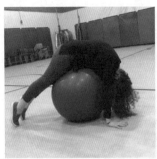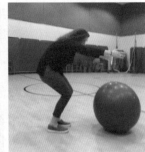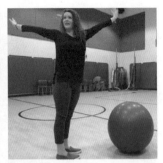

图 7-38 至图 7-40 躯体球的使用

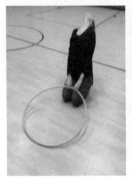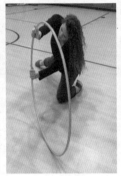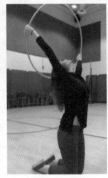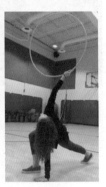

图 7-41 至图 7-44 呼啦圈的使用

　　舞动治疗师常常在治疗时准备几种道具，依据实际情况选择使用。但需要强调说明的是，舞动治疗师的目标是让患者能够自发地、自由地动作起来，用肢体的表达语汇疏导心理情感。当患者能够自由舞动时，传导体就没必要使用了。

第二部分

开启舞动疗愈之旅

舞动治疗的基本程序及角色

Entering
Dance
Movement Therapy

学习舞动治疗的最终目标是成为一名优秀的舞动治疗师，但课堂的理论学习与实际的临床运用还存在一定距离。下面，我们从群组治疗程序的模式入手，介绍个体治疗中治疗师与患者治疗关系的建立和发展，以及在治疗程序中舞动治疗师的角色定位。

群组治疗的程序模式

舞动治疗小组的运作时间与其他形式的心理治疗时间一样，都是一个小时左右，但程序完全不同。舞动治疗工作时的基本程序如下。

环境安置

环境安置（Set Up the Setting）指对环境空间的设置，这对舞动治疗的有效展开十分重要，治疗师在治疗开始前必须对环境做安排。

1. 首先必须安全，没有障碍物。
2. 确定地面干净，可以脱鞋、躺地、做地面运动。
3. 安静，没有噪音干扰或刺激物，如电视、电脑、图像、灯光等的干扰。
4. 灯光适宜，室温适度。
5. 可以依患者的状况安排围圈座椅或者体操垫。
6. 治疗期间要关门，治疗时间避免闲人进出，可以在门上贴"治疗时间，请勿打扰"的牌子。

病人签到

病人签到（Patients Check in）指患者走进治疗工作室，此时治疗工作便正式开始了，这是第一步。

1. 让患者围圆圈席地而坐或坐在椅子上。
2. 向患者解释舞动治疗的含义、目的及要求。
3. 互相口头自我介绍，可以给出题目，譬如此时此刻的身体感觉和心理感受。

第2项和第3项可以交换顺序，这个程序很简单但十分重要。治疗师通过患者的眼神、举止、表情，感觉他们真实的心理状态。此刻治疗师本身的眼神、举止、表情、声调也很重要，要跟患者们进行目光交流，态度热情、温和。躯体动作采用开放式、接受式，不要叉腰、抱臂、抖脚、跷二郎腿，因为这都是拒绝封闭的躯体语言，要让患者尤其是新加入的患者有被接纳、受欢迎、没有威胁的感受。如果这组患者互相熟悉，治疗师可以省略这个程序，直接进入肢体舞动过程。

舞动治疗过程

舞动治疗过程（Process of Dance Movement Therapy）是舞动治疗四大概念具体化的体现过程。

肢体预热

1. 肢体酝酿及预热类型：圈形群组酝酿和预热；个人空间自由酝酿和预热；自我放松按摩、打坐、静思预热；引导动作的预热。

2. 肢体预热技术。治疗师给予引导时，多鼓励患者从躯体的各个部位的活动开始，脚、腿、手、臂、肩、背、胸、腰、头、全身，但要与健身操式的指导区别开。要让患者知道他不用听从你的指挥，这里没有对与错，只需要聆听自己的躯体，给躯体一个放松的机会。预热一般需要进行 5~15 分钟，根据患者的状态而定。老年人节奏慢，需要的时间较长。有时整个治疗都需要通过躯体预热，把精神分裂症患者带到现实中来。在音乐选择上，可以有音乐也可以无音乐，可以在预热开始前让患者选择，也可以由治疗师决定使用什么音乐，在什么时候放出，什么时候换不同的音乐。预热过程中的心理动态观察是很重要的生理及心理信息获得过程，治疗师基于此决定下一步运动激发的切入点。

动作激发

1. 动作词汇激发。常用的具体动作词汇有甩、踢、伸、抖、摇、推、拉、击、扭、拍，等等。

2. 空间运用激发。在行走、跑跳、疾驰、跨越等动作指示中加上上下、左右、远近、交叉等空间伸展意向。

3. 他人模拟激发。不停选择某小组成员的自发动作给予鼓励，让大家做同样的动作。

4. 发声动作激发。配合动作加上声音的发泄表达，譬如啊、哈、嘘、呵、呀，不用说词句，只是发声。许多患者不善于或不愿意述说情感，发声、叫喊可让积郁的情绪得到发泄。许多抑郁症患者发不出声来或者声音在嗓子眼，引导他们从腹腔出声，可以帮助疏通神经渠道，促进情感流动。

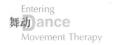
5. 音乐节奏激发。快、慢、强烈、柔和的音乐常常起到重要的能量推动作用。针对情绪消沉、抑郁的患者，可用节奏轻快、明朗的音乐，让躯体活跃起来。

6. 传导体和道具的运用。弹性球、气球、弹性布、弹性绳、头巾、呼啦圈、娱乐降落伞等，帮助激发运动展开过程，尤其适合当患者拘谨，不愿当他人面舞动时采用。

主题舞动

治疗师在动作中发现主题，动作激发过程也是治疗师选择治疗主题的过程。以下是治疗师常选用的主题。

1. 情感表达主题。情感表达主题来源于患者舞动过程中治疗师对其心理动态的观察，同时鼓励其情感发泄，表达愤怒、悲哀、原谅、向往、希望。可以加入语言表达与情绪发泄，例如"我想甩掉……""我渴望……"。

2. 自我尊重主题。自我尊重主题包括挺胸、站直、站稳、挺胸行走，签名动作是用独特的舞动展示自我，同时大声说出自己的名字。自我确认、自我肯定、自我宣扬，用夸张的躯体运动说出自己的特长等。

3. 平衡放松主题。平衡放松主题着重于躯体与心态的平衡放松，包括接地锻炼（Grounding Exercise）、留心训练（Mindfulness Training）、放松动作、进度放松、冥想放松等。

4. 行为模式主题。行为模式主题包括空间健康运用的探索、节奏运作的行为操练、冲动控制的动作练习、姿态再雕塑与认知再输入舞动等。

5. 潜能发展主题。潜能发展主题包括"与你的阴影共舞""舞出你的梦"、自由想象舞蹈、探险动作等，目的是开发积极心态及自我发展的激情和勇气。

6. 社交能力主题。社交能力主题包括与同伴一起舞动、目光交流、躯体语言交流、"赞同与反对"的健康表达及呼应，等等。

主题的选择和发展是治疗时的核心，治疗目的通过主题发展的实现得以完成。主题的设定要以可操作、可实现为基本原则，要依患者的状态而定，不能急于求成而强加于人，要循序渐进。

舞动交流

舞动交流指与他人及团体进行以下的动作交流。

1. 成对舞动。成对舞动包括镜像交流、自由动作对话交流等。主题动作交流总是交换动作对象，以扩大交流范围，增加与不同人交流的经历。

2. 小团队运动。小团队运动包括自由交流舞动、指导性交流舞动、带主题的节目编排等。

3. 全组性动作交流。全组性动作交流包括每个人之间的自由舞动对话、富于能量的集体性节奏、传导体的集体运用、团队主题游戏等，以形成互相支持的正能量、集体凝聚力和向上的精神，给个体以快乐和希望。

舞动结束和口头交流

以下是结束动作和口头语言交流。

1. 回归自己，身心放松，感知舞动的过程。
2. 回到原位。
3. 大家自由交流感觉和认知。
4. 治疗师均给予反馈和引导。

这个程序大约需要 10~15 分钟。治疗师要关注到每个人的情绪，启发情感表达，引导群组针对每个舞动者对其的同情、理解和支持，帮助患者把感性提升到理性，把潜意识提升到自觉意识。

小组舞动治疗的程序不是一成不变的。刚开始第一个治疗时与此后第四个或第五个治疗在程序上可以有较大的不同。小组患者成员已经相互熟悉，可以省略口头签到、介绍，从肢体自由预热开始。在舞动治疗过程中，如果有的患者表现出极大的情绪波动，可以延长结束时段的口头交流，让该患者把心里话说出来，以得到组员的理解、反馈和支持。对不同的患者，舞动治疗程序可进行调整。譬如，当儿童患者紧张焦虑，不敢当着他人面说话或舞动时，可以从大家一起玩球、做降落伞游戏开始，然后坐下，进行口头签到，再过渡到独立的躯体舞动表达。在临床中，舞动治疗师根据自己的实际经验当场做出程序选择，但无论如何，必须首先熟悉和掌握这个基本程序。

图 8-1 至图 8-14 展示的是群组舞动治疗程序模式。

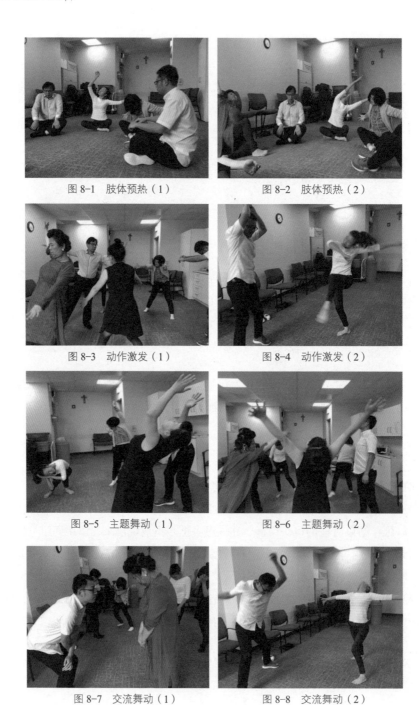

图 8-1　肢体预热（1）　　　　　　图 8-2　肢体预热（2）

图 8-3　动作激发（1）　　　　　　图 8-4　动作激发（2）

图 8-5　主题舞动（1）　　　　　　图 8-6　主题舞动（2）

图 8-7　交流舞动（1）　　　　　　图 8-8　交流舞动（2）

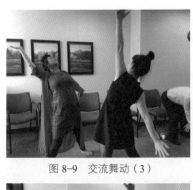
图 8-9　交流舞动（3）

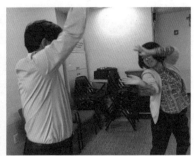
图 8-10　交流舞动（4）

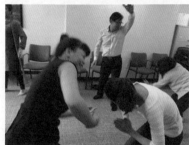
图 8-11　交流舞动（5）

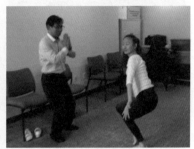
图 8-12　交流舞动（6）

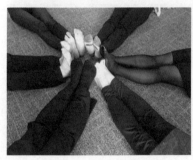
图 8-13　结束交流（1）

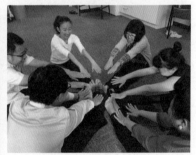
图 8-14　结束交流（2）

在群组舞动治疗实践中，对患者进行身心知识的教育很重要，让他们理解为什么做舞动、自己的动作模式是什么以及如何进行改变。然后通过集体实践体验，有意识地打破习惯的动作组织结构，对肢体动作进行健康的再组织、再构建。我常把芭田妮芙的基本健康动作训练融进我的治疗过程中，作为动作激发部分（如图 8-15 至图 8-22 所示）。

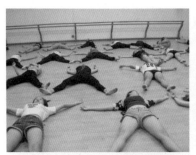
图 8-15　核心工作——呼吸进展开

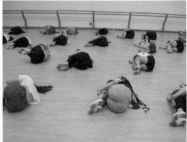
图 8-16　核心工作——呼吸出收缩

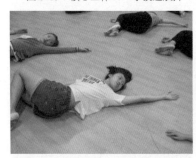
图 8-17　灵活度工作——肢体扭转交叉

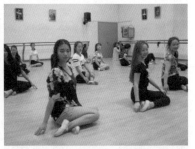
图 8-18　灵活度工作——坐立扭转交叉

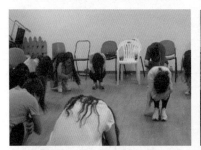
图 8-19　全身空间工作——吸气缩小

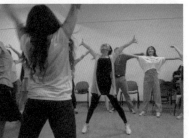
图 8-20　全身空间工作——呼出伸展

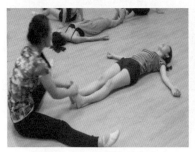
图 8-21　互助作脚跟摇滚（1）

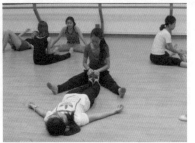
图 8-22　互助作脚跟摇滚（2）

146

个体治疗的关系流程模式

个体治疗程序与群组治疗程序在理论概念上基本相同，但在实际操作中两者存在很大差异。群组治疗大多在医院、疗养所等机构进行，这些机构有保障程序化操作的设施。而个体治疗大多在私人诊所或工作室进行，自由度很大，患者可随时中止治疗。个体治疗中安排的交谈时间会多些，譬如有的患者在刚开始时很拘谨，可能一个疗程就让他做做深呼吸，或动动肩、甩甩手。在个体治疗中，最主要的是治疗师与患者之间治疗关系的建立和发展。这是一个过程，同时也是治疗效果逐渐展现的过程。

琳达·贝哈尔（Linda Behar）与简·西格尔在她们合著的《舞动治疗的艺术和实践》（*The Art and Practice of Dance Movement Therapy*）一书中称，在个体治疗中，治疗师与患者发展治疗关系的程序为过程模式（Process Model）。

该书这样概括其过程模式：

1. 评估患者的动作特性；
2. 建立治疗目标（目标在治疗过程中可能因为新的发现而改变）；
3. 选择舞动的主题；
4. 启动舞动过程；
5. 使用动作来促进行为改变（把动作模式带入自觉的意识）；
6. 帮助患者改变不正常的行为模式，并建立起健康的应对机制。

实践与案例

这是一个我实践过的典型的过程模式病历。

一个 30 多岁的男子和一个 60 多岁的女人走进我的办公室，男子做了自我介绍，然后告诉我，这是他的母亲南希。南希 10 个月前突然得了抑郁症，什么治疗都做了，药物治疗无效，电击治疗无效，心理咨询也无效。经专家介绍，他带母亲专程从波士顿飞来见我。我对于他的来访和信任表示感谢，表示一定尽力。他吻了母亲，离开了我的办公室。我开始了与南希的个体治疗过程。

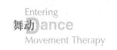

1. 评估患者的动作特性

南希是一位 65 岁的白人，躯体消瘦，眼神恍惚。她的站立躯体是针尖形，两肩、两臂僵硬，很少活动，胸部内凹紧缩，呼吸浮浅，左手和左脚不时颤抖。"我有帕金森病。"她告诉我，"我想走出来，可是走不出，我对自己的孩子都失去了兴趣。"她的说话声很轻，从嗓子眼出来，与胸部、腹部完全隔绝。她的全身都是紧张的，她的脊背很僵硬，很不自然地倚靠在沙发上，她艰难地支撑自己坐在沙发边缘和我说话。因为帕金森病的抖动症状，导致她的睡眠质量很差。我认为她患有严重抑郁症、普通型焦虑症及帕金森综合征。

我观察并分析了她的动作模式：从时间的使用上看，她的动作节奏平稳、持续，缓慢到接近静止，因为压抑，完全没有爆发性和冲刺性；从空间的使用看，她的动作范围极小，她没有精神、气力，难以站起来迎接白天的到来；她有太多的担忧、内疚，无法完全放松地躺下休息。因失去对生活的兴趣，她没有外出交际的欲望，她的平面横向动作极为有限。纵向动作也很少，她没有向前追求目标的驱动力。从力度使用上看，她的举止都是轻度的、无力的，乃至衰弱的。南希像一台快要停止运行的机器。

我了解她的病史，她从没有患过抑郁症或焦虑症，父母也没有精神病史。南希是小学教师，儿女成功、健康。她的丈夫三年前患了阿尔茨海默病，他们的幸福生活急转直下。丈夫的公司关闭了，她在家照顾了丈夫两年，后来实在看护不了，把丈夫送进了护理院。从此她陷入了悲哀、失落、内疚之中，无法工作，只好退休，结果更加抑郁。

在评估患者的运动特性时，总是伴随有基本的心理动态病因分析。

2. 建立治疗目标（目标在治疗过程中可能因为新的发现而改变）

西格尔要求我们在建立治疗目标时，制定短期目标和长期目标。对于南希，我开始定出的短期目标是：

- 肢体肌肉放松，呼吸的扩展深入，减少颤抖，提高睡眠质量；
- 扩展三维动作空间，增强对生活的兴趣和追求；
- 肢体各部位的连接交流，让压抑的情感得以流通、发泄。

在治疗过程中，南希很配合，睡眠改善了，她很信任我。在她的情感表达过程中，我了解到她的内疚、悲哀后面隐藏着愤怒。她离过婚，前夫背叛了她，却把离婚的罪责推给她。现任丈夫在刚生病时对她说了很多难听的话，有的邻居指责她把丈夫送进护理院的行为。这些她都隐忍了。

我们开始建立新的治疗目标：

- 腹部发声动作，冲破胸部的压力和阻碍，敢于说出自己的愤怒和不满；
- 增加力度和爆发性动作，给她自信力和反抗力；
- 脊椎伸展和躯体核心强度动作，建立自我确定、自我核心意识。

在治疗的过程中，南希又经历了丈夫去世、母亲去世，我不断加入新的治疗目标。

3. 选择舞动的主题

舞动的主题是指建立在治疗目标下的每个疗程的集中点。针对南希，舞动的主题有接受现实、自我关怀、放弃内疚、表达愤怒、自信自尊、抛弃悲痛、再造生活等。

4. 开启舞动过程

因为南希无力、衰弱、紧张的状态，她的舞动启动是从最基本的呼吸和每个部位的放松动作开始的。我让她躺在沙发上，从颤抖的脚部开始，经历每个部位从紧张到放松。站立之后，我让她从甩臂开始，逐步打开她的动作范围，增加动作表达语汇。

5. 使用动作来促进行为改变（把动作模式带入自觉的意识）

在做空间探索运动时，我帮助南希意识到自己的内向型和被动型性格导致自己空间运用狭小的动作模式。发声运动帮助南希意识到自己常常把内心声音埋没的习惯。

6. 帮助患者改变不正常的行为模式，并建立起健康的应对机制

在鼓励南希不断探索新的动作表达模式的同时，我帮助南希建立起退休后单身生活的积极行为设置：卖掉老房子，搬入老人独立公寓，参加瑜伽班和太极操班，参加教堂合唱队，参加水彩绘画班和写作班，成为歌剧院和艺术博物馆会员，定期外出旅游，参加儿孙的社交活动等。当南希能全身心走向新生活时，我们结束了舞动治疗。一年后，她告诉我，她开始参加海上驾驶帆船的活动。"你救了我的命！"她对我说。我说："不是我，是你自己的躯体智慧救了你，不要停止舞动。"

　　一对一的治疗关系会比与群体的治疗关系专注得多，加之躯体沟通，在某种意义上，会比坐在那里谈话的交流更密切、更深入。每位患者因病症、性格、经历不同，是否接受并信任治疗师，进入舞动治疗直至完成舞动治疗的过程会很不一样。舞动治疗师既要注意防止与患者进入权威之争，又要防止患者跨越治疗关系界限，移情于或过度依赖于治疗师。个体舞动治疗发展过程是一个微妙的、不断调整的过程。

　　个体舞动治疗程式模拟实践图解如图 8-23 至图 8-32 所示。

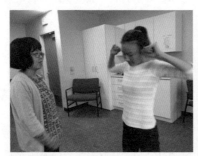
图 8-23　用你的肢体静心倾听

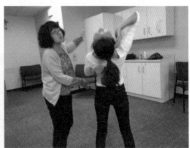
图 8-24　给予肢体的同情和安全感

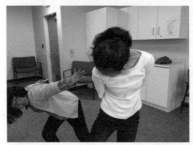
图 8-25　容许患者的怀疑和犹豫

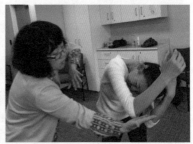
图 8-26　以关怀溶化患者的恐惧

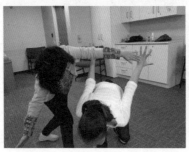
图 8-27　鼓励患者自由表达情绪

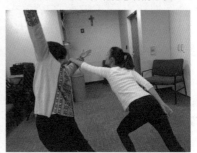
图 8-28　用肢体给患者情感支持

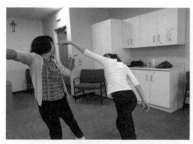
图 8-29　理解患者的愤怒和抵抗

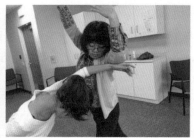
图 8-30　用肢体引导愤怒向积极能量转化

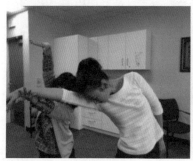
图 8-31　与患者的肢体建立肢体
　　　　信任和共识

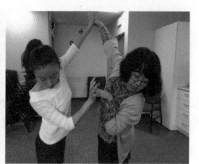
图 8-32　与患者共同探索建造
　　　　新的身心模式

舞动治疗师的角色

与其他心理治疗师一样，舞动治疗师只是在治疗时与患者产生关系。在这个关系中，治疗师明确自己扮演的角色至关重要，角色的混淆会导致治疗偏差甚至伤害。

需要明确的是，治疗师不是教师，也不是导师，不是教练，也不是顾问，不是朋友，也不是同事。从本质上讲，治疗师是患者在提高自觉意识、拆毁和再造身心结构过程中的助手和伴侣。治疗师的责任是引导、建议有效的运动实践，从而给患者提供采取行动的机会，促进其身心一体化的进程。

治疗师不是讲课的教师，治疗室不是教室，治疗过程不是课堂。作为治疗师，不能以自己为中心，不能以自己的提纲为重点，不要竭力把自己的信仰、道德准则、感情寄托灌输给患者；治疗师要以患者为中心，以患者的病症为重点，感知他们的躯体

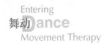

语言，聆听他们的心声。西格尔常对她的学生说："在治疗过程中，不要思考接下来我要做什么？而是问自己，患者身上正在发生什么？"你的干预是凭你积累的经验自然发生的，用你的躯体去对话，去推动治疗进程，去改变患者的心态。

舞动治疗师的职责不是给患者贴治疗目标和作用的行为标签。治疗师是前哨，协助患者留步于当下，并帮助患者从理性谈论自己的情绪到用身体去经历自己的感觉，从而允许自己让情绪感觉化、肢体化。

舞动治疗师区别于其他咨询师，舞动治疗师拿自己的肢体作为载体、作为自己的工具。这意味着治疗师的身体及其动作的能力、感情、创作能力以及直觉，都可以在临床实践中起到至关重要的作用。相信自己和患者的敏感度在治疗中是至关重要的。治疗师常用镜像技术来感觉患者的躯体声音，同情、理解和接受患者。久而久之，这种镜像技术融进治疗师的神经系统成为一种躯体智慧，使其能够本能地用自己的躯体感觉到患者外在与真实内在的矛盾，能够不通过思考直接自发地通过躯体动作进行干涉。

治疗师不是患者的朋友，对患者同情时不能越过界线，不能让情感干扰治疗。譬如，与患者抱头痛哭，难舍难分。相反，你也不是法官或裁判，亦不能把自己对患者的消极看法和感觉加进自己的躯体表达。譬如，有的患者是性虐待狂或患有色情上瘾症，你的躯体舞动干预要有分寸，但不能带有拒绝、厌恶或裁判。

舞动治疗师不是完人，每位治疗师都有自己的矛盾、弱点、创伤。治疗师必须了解自己，评估自己的痛苦恐惧以及脆弱点。在治疗过程中，病人往往是敏感的，常会察觉到治疗师的不适。在与患者的动作交流中，会触及肢体记忆的某些痛点，把握不好会触动躯干核心，打乱治疗师的脚步。譬如，有的舞动治疗师在儿童时期遭受过侮辱或歧视，那么在治疗行为障碍症的少年患者时，难免有儿时的恐惧或憎恨的躯体反应。治疗师要警觉并调整自己的肢体状态，不然很可能会把个人角色与治疗师角色混淆。有的治疗师因为个人经历明智地选择不治疗某类患者。有时，治疗师处在家庭矛盾或其他压力下，在治疗患者时把自己沉重、焦虑或烦躁心态带到自己的肢体动作、表情和精神状态中，这会让患者有负担过重之感。

这种以肢体介入的观察和干预的特殊方式，使得舞动治疗师更容易感觉到患者的病痛。舞动治疗师常会对患者的情绪、疼痛、创伤产生直接的身体反应。舞动治疗师应该随时用舞动或打坐来清洗自己的躯体和心灵，尤其在治疗之前和之后，让自己的身心保持平衡、健康，从而为患者提供有效的服务。不然，舞动治疗师自己的身心健康将会受到消极影响。

一名实习生在做完饮食障碍症舞动治疗后对我说："我浑身感到疼痛，他们的躯干拒绝交流，拒绝感觉自己的情感；与他们舞动，就像撞墙壁。"她感到沮丧。我建议她活动自己的肢体，抖掉身体积蓄的消极信息，不要让患者的病症侵蚀了治疗师自身的正能量。

针对儿童的舞动治疗临床实践

Entering
Dance
Movement Therapy

进入舞动治疗临床阶段，首先要接触到的是患者的年龄段分类。大多心理行为病症的诊断是从学龄儿童开始的。

下面，我们从自闭综合障碍症（Autism Spectrum Disorder）、注意力欠缺及多动症（Attention Deficit and Hyper Activity Disorder）、分离焦虑症（Separation Anxiety）这三种常见的学龄儿童精神心理行为病症入手，通过实际临床案例，就其基本临床症状、肢体动作诊断性轮廓、心理环境因素解析和治疗目标、治疗手段以及治疗反应进行全面、深度的研讨。

需要关注的是，儿童年龄段的患者，他们的身体在迅速发育过程中，抽象思维尚未形成，其可塑性比成人大得多，舞动治疗效果明显。在治疗中，尤其适合运用玩耍游戏的手段。

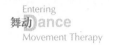

自闭综合障碍症的诊断与治疗

自闭综合障碍症谱系是临床中比较具有挑战性的病症。之所以把这个病症放在本章的首节，是因为通过多年的专业实践，我意识到，一名舞动治疗师学会用自己的肢体动作进入一个自闭孩子的世界，是最扎实的起点训练。

依据美国精神病学会（American Psychiatric Association）的《精神疾病诊断手册》（*Diagnostic and Statistical Manual of Mental Disorders*），自闭综合障碍症属于神经系统发育障碍的疾病（Neurodevelopmental Disorders）。下面主要介绍两类不同的自闭综合障碍症。

智力有较严重损伤的自闭症

智力有较严重损伤的自闭症（Autistic Disorder）的临床症状如下：

1. 语言思维能力发育迟缓；
2. 社会交流障碍（无兴趣）；
3. 重复性动作，动作能力发育迟缓；
4. 易暴躁，出走缺乏基本危险感；
5. 感官极度敏感；
6. 全体性观察障碍。

实践与案例

8岁的阿瑟是白人聋哑男童，患先天性的孤独自闭症。

第一次见他，他蓝蓝的大眼睛没有光亮，与我没有目光交流。但他盯住我胸前的项链，我向他招招手，他也机械地招招手，没有表情。他的脸很苍白，嘴唇血红微翘，他略突的前额总是把满头金发的脑袋往前带。

我给他一张白纸和一盒彩色蜡笔，他选出黑色蜡笔，在纸上画出一个梯状四边形，不停地画同样的形状。我给他画报杂志和剪刀，让他剪下喜爱的图像。但在他的视觉里，具象的图案并不存在，他只有自己脑子里的抽象构成。他剪出同样的梯状四边形，并且不停地重复。我给他一堆拼接积木，他动作飞快，拼搭出同样的形状。这是典型的自闭综合障碍症特征，即生活在自己的视觉里，只见抽象图案，不见完整形象。他不合群，他的动作多是前驱性的。他总是对准一个目标，如把纸捏成团塞进暖气出气孔，把他剪下的梯状四边形贴到墙上。当他被工作人员拉出他的世界时，他就会大发脾气，甩胳膊、甩腿、用脑袋撞墙。我把他放在儿童群组里，这个屋子里有五个聋哑孩子，没有会手语的，没有情感联结的契机，他只关注自己的兴趣点。

一、我为他做肢体动作轮廓的诊断性解析

1. 肢体模式

- 呼吸特点：浮浅吞咽式，常常张着嘴，快速呼吸，很少用鼻子吸气。

- 目光交流特点：对某种物体是紧盯式，墙上的图钉眼、地上的暖气孔；对人则是游离式的。

- 面部表情：平板，多无表情。

- 肢体部分的运用：头部启动，胸部紧压，凹陷胸部。

- 连接与分裂特点：躯干与四肢的分裂，头部与躯干的分裂。

2. 动作模式

（1）努力特征

- 空间运用：目标十分明确执着，几乎难有其他视线的转移。

- 力量运用：轻度，缺乏重力。

- 时间运用：快、突然，或者快、持续，没有减速或加速过程。

- 张力流动：约束型主导，被内在目标约束，但又会突然失控，完全自由挥动，毫无肢体的组织意识。

（2）造型特征

- 固定造型：针型。他长得消瘦，常紧缩双肩，紧压双臂。

- 变化造型：辐射性为主，少有大环境意识、他人意识。

（3）空间使用

- 平面使用：纵面／向前，竖面／向下为主导。

- 面积使用：范围小，躲在自我的世界里。

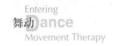

（4）节奏特征

- 以口腔的吮吸节奏为主，通常会以这种节奏前后摇晃自己。
- 发现有兴趣的目标或任务时，肛门的紧缩节奏为主导。
- 十分缺乏内外生殖器节奏的摇曳、酝酿、冲击、喷射的全面发育。
- 整体节奏感破碎，支离，不连贯。

（5）**群体关系**

- 两者关系：缺乏与对方的目光交流、动作呼应、情感沟通，总是一人独处。
- 群组关系：难以加入小组活动，没有随从、领导或互换的意识，极不合群。

（6）**动作属性**

- 沉溺型为主，向战斗型的突发性转换。他多是沉溺在自我世界里，但常常因太沉溺，稍与外界碰撞起来，会突然跳到撕咬性的、歇斯底里的、暴躁而激烈的战斗型。
- 收缩型为主，目标总是越来越小，越来越集中。
- 前攻型为主，前后摇晃，或者加速型为主，认准了目标便停不下来，越追越紧。

阿瑟的动作特点是几乎没有在节奏、造型和空间转换程序中的过渡性和连贯性，看上去，让人感觉像被他人操控的机械或玩偶，肢体部位之间是支离的，没有连接的中心轴力量，没有交叉性，他肢体动作模式明显缺乏组织性、整体性、协调性。

二、设立治疗目标

- 建立目光交流；
- 建立动作沟通；
- 拓展动作空间；
- 发展动作表达语汇；
- 具备参与小组活动能力。

后三个目标是在治疗过程中逐步设立的。开始我很迷茫，完全不知能否达到前两个目标。我每星期治疗阿瑟一次，治疗持续了两年多。肢体的诊断性分析也是在治疗他的过程中不断发现、分析而做出的。

三、总结使用的治疗手段

- 和弦动作到调整动作，包括手脚的接触、轻拍与抚摸。
- 色彩绘画、手工、建筑项目的参与。
- 室外大自然活动的参与。
- 气球等转借物作为视野射程的道具的使用，可以开发躯体语汇。
- 小组舞动游戏。

四、治疗过程描述

上述手段是我在两年的治疗过程中不断摸索、实践、总结出来的，下面是两年治疗过程的简单描述。

如何走进阿瑟的世界？又如何把阿瑟引进他人的世界？看着那对大大的毫无线索的眼睛，我很犯愁。

试着让肢体去工作，用转借物体来连接我们之间的世界。我递给他铲子和小桶，我们一起挖土，放进桶里。桶是我们的桥梁，桶转移了他片刻的视线，细微改变了他的动作模式。他学着我也把土放进桶，这给了我希望。他挖洞，我就开始摘花草来引导他的新视线。我把一棵蒲公英递到他面前，他注意到，接了过去，我轻轻地吹，蒲公英的绒针飞扬起来，他笑了，咯咯地笑了。我牵着他去摘蒲公英，他开始重复吹绒针的动作，但他必须摘新的，才有的吹。我得督促他在草地上跑，他的视线从下视到平视。我再用剥开树叶皮吸引他向上看树叶，他对剥树叶皮的动作很感兴趣，但自己不会剥，于是向我求助。他摘了树叶放到我手上，让我剥皮，我们有了交流了。我忍不住给他脸蛋一个亲吻，他看着我，他的眼里有光泽、有线索了，他看见我了，看见我了。我用手指碰碰我的脸，示意他给我一个亲吻，他愣了一下，通红的嘴唇真的在我的面颊上亲了一下，我们的世界沟通了，我有种说不出的高兴。

下一步要让阿瑟参与群体小组舞动治疗，让他与同龄人交流。他爱坐在那里搭积木，我就给他递积木。我们成为工作伙伴，他也习惯了与我的配合。我需要让他的身体动起来，只有运动才能把他推向新的世界。我开始引进新的形象——球，让他和我一起玩球，没想到他抱着球不扔，而是一个劲地去抠球的气眼。我傻眼了，急了，把球拿过来，拍几下，抛给他，示意他做同样动作。他把球接过去还是抠气眼，我们来回较着劲。我变着法儿启示他拍球、传球，不知多少次，在我已感到绝望时，他突然把球递给我让我拍。我似乎看到了新的希望，我不厌其烦地和他拍呀、扔呀，他笑了，嘿嘿地笑。我改变使用气球的方式，一次一次地把气球往上抛，把他的视线向上向远处引导，他开始跟着气球跑，学会扔气球，他的肢体终于展开，运动伸向了外部世界。

我试着把阿瑟放进治疗小组，与同龄人交流。五个孩子围成圈坐在地上，我领着大家做动作，拍手、伸臂、踏脚。阿瑟开始没反应，坐在那里抠暖气孔。如何把他迎进我们的世界？我拿来弹性松紧拉带圈，每人手抓一段，也分给阿瑟一段，他抓了。我们一起伸拉、放松，再伸拉，再放松，拉不平衡有人倒下，有人前扑，一片兴奋刺激的笑声，阿瑟也与大家打成一片。我又拿来彩虹降落伞，一起撑开，忽上忽下，放一个小球在上跳跃，再把降落伞放在地面上，彩虹地面映亮了一张张可爱的脸蛋。我带着他们舞动，每人按顺序领舞，各种天真而奇异、滑稽而富于情感的动作在"彩虹"上表达。我观察阿瑟，他被大家的情绪所感染，他跟随了。轮到他时，我紧张地等待。他领悟了，开始创造自己的动作，有些笨拙、别扭，我带大家学他的样子，做他的动作，我们成为他的镜子，在新的世界里，他看到了自己。在他的面部，眼神闪光了，从未有过的闪光，虽然只是很短的一刻。他融进去了，大家的动作越来越丰富，跳啊、笑啊，终于累倒了。每个人躺在降落伞的一片颜色上，头对头，手拉手，阿瑟就躺在我旁边，我们好像一起升上天空，一起降落，阿瑟与我们同呼吸，同游天地。虽然阿瑟还是常常沉溺在自己的世界，但是他打开了让他人进入的门缝，并有了一条通向外界的小径。

自闭症的严重程度不同，患者的感官敏感度也会不同，症状的肢体特征更会有很大差异。舞动治疗是需要耐心的，耐心地去寻找一条途径进入他们的世界。

轻度自闭症

另一种是智力损伤不明显的轻度自闭症，过去称之为艾斯伯格症（Asperger's Disorder），美国精神病学会的诊断手册第五编取消了这种称呼。治疗行业的专业人员们现多用自闭症系谱内症状，特指"交流障碍"（communication deficit）。

其临床有着不同于第一种自闭症的症状：

- 没有语言发育障碍；
- 没有明显思维能力发育障碍；
- 没有明显运动能力障碍；
- 有兴趣参与社交；
- 严重的社会交流能力障碍；
- 重复性的局限性行为模式。

轻度自闭症患者的智力并不差，他们的学习成绩甚至能达到优良，看上去与一般孩子没什么差别，只是让人觉得有些"怪"。他们很愿意也很努力地交朋友，但缺乏基本沟通交流的能力。下面是两个我的病例，对这两个病例，我采用了不同的肢体舞动干预手段。

实践与案例

　　6岁半的萨蒙患轻度自闭症合并焦虑症，在小组里很守规矩，听从指示，完成作业，并尊重组友，甚至努力向其他组友表示友好。但在与他人说话时，目光回避，表情紧张，他常常用成人的口气，高声调说话，手背在后边，双肩紧绷，不时抖动，使得其他孩子感觉不适。萨蒙长得瘦小，站立笔直得像针尖。双肩紧缩，总是用脚尖走路，向上驱动。他的协调性很好，可以做相当复杂的武术式动作，用力极轻，没有重力，不接地气。动作快速，每个动作之间缺乏过渡和持续，像上了发条的机器人。

　　11岁的凯文患轻度自闭症合并抑郁症，躯体肥胖超标，动作笨重缓慢，缺乏协调性，躯体站立像球状，没有向上的驱动力，总是向下蹲或向后倒，像一滩泥。凯文擅长电脑信息收集，执迷于对死亡的研究，他常在学校遭到同学的拒绝或嘲笑。他与人交流时不太会从正面表达自己的意思，譬如他向我表达真诚的良好愿望，他不说"我希望你健康幸福"，而是说"我希望你不要死得很惨"或者"我希望你不要死"。

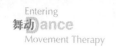

一、治疗萨蒙的过程（个体治疗，共 7 个治疗时）

1. 让他自由舞动展示自己的世界，他自称"萨蒙的世界"，即以镜像舞动进入萨蒙的世界。

2. 与萨蒙交换角色，引导他进入我的世界，即琳达老师的世界。

3. 在萨蒙的世界里鼓励他用自己喜爱的音乐舞剧形式创造性地、尽情地表现情感思绪。

4. 在琳达老师的世界里，引导他目光对视，深呼吸，用脚跟落地行走，缓慢舞动，力度下沉，增加动作转换的过渡性。

5. 舞动对话以扩展他的肢体语汇与和他人联结与交流的能力。

6. 用他喜爱的戏剧故事表演，鼓励他尝试模仿他人的角色。

萨蒙的呼吸平缓了，开始用脚跟接地走路，肢体增加了交叉、曲扭的灵活度，两臂两肩松弛些，张开臂膀与我自然拥抱。说话的腔调平和了许多。

二、治疗凯文的过程（群组治疗，共 8 个治疗时）

1. 用签名舞动让他增强自我价值感。

2. 用群组镜像舞动使他感到被接受、理解和支持。

3. 集体领队和随从的舞动游戏。

4. 躯干的核心力度训练，快速转换动作，协调动作训练。

5. 使用传导媒介道具的辅助，进行与他人的积极对话用句实践。

刚开始时，凯文会因对自己躯体笨拙的感觉消极对抗小组舞动。在签名舞动时，他一边说自己的名字，一边躺倒在地上，我让全组模仿他一起倒在地上。他惊讶地笑了，感到被接受的愉快，逐渐改变为积极态度。给他时间，给他鼓励，他在舞动中学会肢体和口头语言的社交技巧，学会了使用积极的词语与他人交流。

注意力欠缺及多动症的诊断与治疗

在美国精神病学会《精神疾病诊断手册》的最新版本里，注意力欠缺及多动症被列入神经系统发育障碍疾病类。这里有两种类型。

第一种是单纯注意力欠缺症。进行诊断时，儿童患者必须具有六种或更多症状才确诊为患有注意力欠缺症。其临床症状如下：

1. 忽略细节，做作业常犯粗心大意的错误；

2. 在做作业或做游戏时难以保持长时间的专注力；

3. 与别人直接对话时好像心不在焉；

4. 对任何任务的完成都无法坚持到底；

5. 具有组织性障碍；

6. 不喜欢或逃避需动脑筋、具挑战性的任务；

7. 常遗失作业或任务中所必需的事项；

8. 常被外部在事物转移了注意力；

9. 在日常活动中丢三落四。

第二类，具有两种行为障碍——注意力欠缺及超活动性障碍，也就是我们常说的多动症，其临床症状如下：

1. 常在坐下时手脚乱动；

2. 在教室或其他场合坐不住；

3. 不适宜地乱跑或攀爬；

4. 参与正常的游戏与活动有困难；

5. 常不停地运动；

6. 常过于多话；

7. 常在提问完成前抢答问题；

8. 不能等待轮班；

9. 常打断别人的对话或游戏。

这类行为障碍多在 7 岁前出现症状。同样，在进行诊断时，患者必须具有六个或更多的上述症状，不应轻易就把多动的孩子说成多动症。

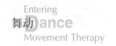

实践与案例

儿科来了新病人，是一个名叫罗纳的6岁女孩。3岁时她从波兰孤儿院领养到美国，养母说从领回家的头一天至今，每一天都过得很安宁。最近进到学前班，老师却抱怨无法管理她，医生诊断为集中力贫乏多动症（Attention Deficit Hyperactivity Disorder，ADHD）。

在儿童艺术治疗组里，罗纳完全坐不下来，身体像弦上之箭，随时毫无目标地发射。她不时地钻到桌子下，又跳到椅子上。把桌上的画笔给她，她扔到地上，把画笔放到她手上，教她画画，她拿着画笔在纸上乱捣，捣出许多洞眼，放在她面前的纸张被揉得乱七八糟。一会儿，她的鞋又被甩了出去，砸到一个孩子的背上，引起叫喊与哄闹，工作人员只得让罗纳离开小组。

在儿童舞动治疗小组，大家席地围圈而坐，罗纳却如坐针毡。大家接传球，球先在地上弹起来然后被接住，再往下传递。可罗纳全然不接，也不往地上扔，直愣愣地挥打回去，没轻没重没方向，撞到另一个女孩熙熙的头上，熙熙一屁股坐到地上哇哇哭起来。全组乱套了，工作人员又让罗纳离开小组。

罗纳需要进行单独舞动治疗。首先，我做出罗纳的动作轮廓分析。

一、肢体动作轮廓解析

1. 肢体模式

- 呼吸特征：浮浅式，说话急促。

- 目光交流：转移式和游离式。

- 面部表情：紧张，多变不稳定。

- 肢体部位的使用：四肢与躯干极端活跃，头部驱动为主，肩部紧张，总在不停地东张西望。

2. 动作模式

（1）主动力特征

- 空间使用：毫无目标的动作为主导。

- 力度使用：手脚动作以重力为主导，缺乏轻柔举止。

- 时间使用：突然性，快速为主导，很难慢下来。

- 张力流动：几乎完全自由放纵性，没有约束感。

（2）造型特征

- 静止造型：因很难静下来，几乎看不到她的静止造型，她没有主干核心支撑力，给人感觉是螺丝扭转形。
- 变化造型：辐射式，更形象地说是放射式。

（3）空间使用

- 平面使用：横向水平面为主，总在向四周左右摆动。
- 面积使用：大面积，没有自我或他人的躯体空间界限意识，总是侵犯到他人的空间。

3. 节奏模式

- 口腔性节奏：弹射和撕咬式为主导。
- 肛门性节奏：放泻式，缺乏拧扭与节奏控制，明显缺乏有效的如厕训练过程。
- 尿道性节奏：漂流式，毫无启动和停止意识。
- 生殖器节奏：阳性外在的跳跃，喷射，严重缺乏内生殖器节奏的摇曳和涌动节奏。

4. 动作属性

- 战斗型：几乎看不到沉迷性。
- 蔓延型：总在向外扩张不会向内收缩。
- 进攻型：缺乏后退性的观赏或放弃，似乎总在抢夺中。
- 加速型：很难慢下来，越疲倦，节奏越快。

5. 与他人交流模式

- 两者关系：少有目光交流，在她的动作语汇里严重缺乏与对方的呼应、反馈，更缺少亲昵、服从、协调与和弦，多是争斗、反抗或躲避。
- 群组关系：没有合作性、听从性、等待性，肢体动作表现基本是个体的随心所欲，没有集体意识。

罗纳因从未经过与母亲的绑定、联结，没有成长中的和弦过程，躯体没有信任意识，总是处在饥饿和紧张的战斗状态。她的躯体动作缺乏约束性、整体性、组织性、协调性和躯体核心控制力。缺乏空间和谐与自身与外界和其他对象的界限，缺乏节奏性和谐，像弹簧、上弦的箭。

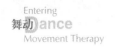

二、建立治疗目标

- 通过和弦动作建立肢体的信任感。
- 培养吮吸和摇曳节奏以发展自我安静的肢体能力。
- 培养动作的空间界限的肢体意识。
- 发展与伙伴合作动作的能力。
- 训练动作的自我控制肢体能力。

三、设计可行的治疗手段（常在实践中增加或改变）

- 镜像动作；
- 节奏动作；
- 传达体使用（海滩球、弹性拉布等）；
- 空间界限游戏；
- 冰冻舞蹈；
- 夜半博物馆游戏；
- 儿童瑜伽姿势造型。

我开始给罗纳进行单人舞蹈和动作治疗。婴儿与母亲从一体到分离为两个个体，母亲的哺乳，婴儿有节奏的吸允，在和谐的充满爱的传递中，婴儿得到自身存在的感觉。富于安全感的分离需要在母亲不断的爱的映照和呼应下完成，孩子得到自我躯体的确认性，获得动作的组织性和节奏的和谐。从模仿母亲开始，健康的心理从这里开始萌芽。爱的旋律是心灵的营养，拥抱、笑容、掌声、情感的镜像呼应是心理自我必需的维生素。

从罗纳的弹簧性、毫无规范的身体动作模式里可以想象出，一个婴儿的躯体从母亲身上分离后，被人生硬地扔来扔去。没有经过与母亲的乳房融为一体的宁静优美旋律，她身心的后天成长开始于创伤中。她活动起来没有目标、没有节制，四肢动作的目标是混乱的，起与止是不明确的，似乎四肢有四个意向。把儿童成长第一需要的心理节奏引进她的躯动是我治疗的起点，她需要温和的认同，需要健康的动作模范。

我与罗纳面对面，我向她微笑，她也笑了，于是我说："罗纳，今天我们做镜子游戏好吗？你做动作，我跟你做，当你的镜子，然后我做动作你跟着，当我的镜子。你先开始。"我向她靠近，让她多一点亲近感。她咯咯笑着举起一只胳膊，我也学她举起。完全出乎我的意料，她突然用一只手指戳向我的左眼。我叫起来，一只手马上捂住眼睛，我疼得直流眼泪。我意识到自己犯了错误，我急于感染她，她还没建立安全感和信任感，我们之间共振的节奏还没有建立。她的手缩回去了；我想说："你弄疼我了，你弄伤了我的眼睛，你知道吗？你为什么这样做？"但我没说话，坐到一边，看着她像野马一样在屋里奔跑。跑得精疲力尽了，她躲到角落里，愣愣地看着我，但握着拳头，仿佛在等待着我的惩罚。

我意识到，要进入一个被抛弃孩子的世界，需要以她的节奏、她的空间习惯、她的动作方位、她的心理动态为起点，而不能把爱的旋律强加于她。

又一次治疗时，我保持和罗纳的距离空间，远远地看着她，但并不抛弃她，保持向她传递理解的、被爱的电波频率。她奔跑、翻滚、爬行，我也在一旁做同样的动作。她注意到了，脸上露出一丝放松和得意。她慢慢地向我靠近，我不回避她。累了，她躺到地上，我也躺下。我开始做"雪中天使"的动作，她也学我做，我慢慢地变换动作，她也跟着变换，伸腿、伸臂、脚对脚推挡、对拍手、手拉手、脚对脚摇篮，她好高兴。我拿来一只球，扔给她，她不知道接，本能地反击回来，我教她接球再扔，让节奏慢下来，让目光交流。我们做镜子舞动，互相模仿。她领先动作，我跟着她做，然后我领先，开始给她做躯体规范训练，她做得很起劲。我们做青蛙蹦弹、猴子登山，然后做螃蟹横行、乌龟慢爬、金鸡独立，依次在她的肢体动作发展中增进新的节奏、语汇和自控能力。

治疗结束时，我正要起身送罗纳回科室，她突然跑过来，给我一个紧紧的拥抱。这个小躯体渴望爱，渴望与母体的绑定交流，她用小手抚摸我被她戳过的眼睛。我很惊喜，她学会了缓慢节奏、轻柔努力的动作语言。

罗纳回到儿童舞动治疗组里，和大家做"领袖与随从"的舞动，虽然她跃跃欲试总想领先，但却能服从指令做随从。在做动物动作模仿猜测游戏时，她尽管很焦急，但也能守规矩，等轮到她了才开始做。做"夜半博物馆"游戏时，她很兴奋，也学会了控制，装扮成不动的雕塑。

罗纳出院了，她将需要舞动治疗伴随学校生涯，帮她增强学习专注力。

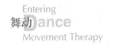

分离焦虑症的诊断与治疗

分离焦虑是儿童常见的情绪症状，多发生于儿童时期，可以延续到少年时期，甚至成人时期。据统计，2%~4%的儿童患有分离焦虑症，约三分之一患分离焦虑的孩子同时患有抑郁症，另外四分之一患有注意力欠缺多动症。

儿童分离焦虑症一般表现为不切实际的恐惧或担心自己的看护人遭受伤害，这可能会导致拒绝长时间远离看护人，比如晚上、学校日或者在分离之前发脾气、哭闹。这种焦虑症通常是旷课的前兆。

分离焦虑症的其他症状包括：看护人不在身边时不愿入睡；常做恶梦；常想家；身体出现腹痛、头晕、肌肉疼痛等症状。

实践与案例

凯瑟琳是一位9岁的白人女孩。圆脸，圆身，过胖，一头飞扬的卷发。患有紧张焦虑症，有分离焦虑和校园恐惧的症状。从小每次上学很难与母亲分离，哭闹、哀求。上三年级后，行为更加严重，最特别的症状是她会突然倒地抽风。大脑神经科多次检查，没有查出任何引起这种症状的原因，医生诊断是心理行为症。

我把她纳入儿童群组里，前三天，每天早上妈妈离开后，凯瑟琳都要哭泣20分钟左右，然后表现出很不自然的讨好或争辩，她偶尔还会不合时宜地咯咯大笑。在一次受到其他儿童患者的反感意见后，凯瑟琳突然倒地抽风，几分钟后平静下来，她闹着要回家。儿童科医疗组病例讨论后，给她增加我一对一的肢体动作治疗。

一、凯瑟琳的肢体动作轮廓解析

1. 肢体模式

（1）呼吸方式：肤浅，吞咽式，与胃部连接。

（2）目光交流：逃避式和转移式。

（3）面部表情：多带讨好性笑容，并不时发出不合时宜的大笑声。

（4）肢体部位使用

- 启动于活跃部位：躯干和臀部活跃，没有支撑感。多启动于臀部。
- 僵硬与分裂特征：背部僵硬，头重脚轻，前后分裂，站立不稳，总有摇晃后倒感。

2.动作模式

（1）努力特征

- 空间（方向性）使用：无目标，似乎总在无方向的寻找中。
- 力度使用：她虽然过胖、超重，但其动作举止没重量和力气感，缺乏地心力，给人飘忽的无力感。
- 时间使用：缓慢节奏，很难让她弹跳起来，突发起来或冲刺起来。
- 张力流动：被动性的自由流动，被外部驱使，随波逐流时，而不是由内向外的自由表达。

（2）造型特征

- 静止造型：典型的球状。体型胖圆，又没主心轴。
- 变化造型：典型的雕刻式总在迎合他人。

（3）空间特征

- 平面使用：多是横向水平面，其次是向后和下坠倾向。
- 面积使用：适用面极大，缺乏自我空间意识，与他人空间混合，区域使用泛滥式，趋向与桌椅、课堂用具、美术材料、运动道具等物体混为一体。

3.节奏模式

- 口腔节奏阶段：吮吸型节奏为主导，常吮吸大拇指，缺乏弹咬性节奏的发育。
- 肛门节奏阶段：失控拉稀放泄的感觉，缺乏拧扭和紧缩节奏，这个阶段似乎发育很不健全。这是孩子肢体独立意识建立的重要阶段。
- 尿道节奏阶段：大多漂流节奏，缺乏启动和停止意识。
- 内外生殖器节奏：很不健全，有些摇曳，涌动节奏，但极度缺乏冲击，喷射节奏。

4.动作属性

- 沉迷式：严重缺乏战斗性。
- 蔓延式：无界限的需求，混淆主体与客体。

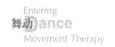

- 后退式：用自动后退倒下的消极进攻来防卫自己。
- 减速式：因身体的脂肪过多，体型重，难以加速，总是好不容易开启行动，但因没自信力度，很快降速，前功尽弃。

5. 关系模式

- 两者关系：总是表现与对方过于黏糊，尤其与母亲紧贴、随从、迎合的动作语汇。
- 群组关系：难做领导动作角色，多随从模仿他人动作，不合时宜的大笑或不合时宜的讨好动作以掩饰紧张或引起他人注意。

二、设置治疗目标

因为医院治疗是短期的，我设置的主要目标是：

- 建立躯体自信、自爱；
- 增加动作爆发力、进攻意识；
- 发展自我空间的独立感，增强腿部力量和接地的稳定性。

三、展开舞动治疗过程

我和凯瑟琳面对面坐着，进行目光交流，她的目光是游离的，双手不停地在桌面上摆动，然后，干脆趴伏到桌上。"你今天的发型很好看，新发卡很酷，你的裙子真漂亮。"我对她别在头顶的新发卡、束起卷发的新发型和花裙衫表示在意。她的眼睛亮了，坐起来，直视我了。"我妈妈给我买的发卡，裙子也是生日礼物，你真的认为我好看吗？"她怀疑地问道。"当然是真的了。"我真诚地说。"不骗我？""我为什么骗你！"

"学校的女生总是取笑我，不论我穿什么衣服、梳什么发型，她们都笑话我。"她向我述说。"男生呢？"我问。"男生更坏，给我取外号，叫我肥女。"她的眼睛红了。

"他们这样做是不对的，真令人生气，那你怎么回复他们呢？""我也喊他们外号，我也告诉老师，但是没有用，他们就是不喜欢我。"我为凯瑟琳难过，孩子们的刻薄、凶蛮会摧毁一个孩子。"老师，史密斯女士也不喜欢我，我向她报告，她不理睬我。她背过身去和别的孩子说话。"她似乎要哭，但却咯咯笑了两声。"她可能没听见，你还要再找机会。"我说。"我找了。我去办公室找她告状，她就瞪我一眼，然后头也不抬，只是翻书。她也讨厌我！"眼泪在她眼圈里转。

"凯瑟琳，你可以哭的。"我继续以同情的声调说。

 成人，尤其是孩子尊重的成人，一个眼神、一个姿态都可能会给他们的心灵带来想象不到的伤害。

"那天我突然倒地抽风，翻白眼，吐白沫，他们都吓坏了。史密斯女士也吓坏了，叫来救护车。"她突然又咯咯笑起来。"你知道自己翻白眼、吐白沫？"我问道。"我不知道，妈妈告诉我的。""以后你就常抽风？"我问。"是的。医生说了，我不是有意的。"

"当然，你不是有意的，谁愿意抽风。抽风是很痛苦的，不是吗？"她点点头，但不安地摆动起来，坐不住。

我让她站起来做舞动，我们先做镜子动作。"谁先当动者，谁先当镜子？"她选择先当镜子。我开始简单地站立，伸展动作，她与我面对面站着，她的身子开始往后倒。"哈哈哈！"她笑起来，"我的背疼，站不住。"她一边笑一边说。我意识到，她是完全能站住的，这个孩子用不打自倒的阵势来保护自己，用自嘲来抵抗被他人嘲笑。从她的行为和站姿可清楚地看到，她的身体没有中心，没有支撑柱，像颗圆球随时会滚。恐惧和慌乱的心理动力支配着她，她的身体本能地保护自己，那就是不打自倒，用自嘲代替他嘲。这是一种生存技能，但这是一种很悲哀的肢体技能。我们做了好几次，她都要摇摇晃晃要后倒。

儿童组使用积分制，在治疗时行为表现积极健康可以得到积极参与，听从指导，尊重自己和他人的分数。我说，"你如果能做好站稳脚跟，不摇摆，不后倒，我就给你加分。""好的"，她果然做到了，站稳、平衡，向上的动作姿势。

我继续引导凯瑟琳，"抬头挺胸，昂首阔步，无所畏惧，勇往直前。"我鼓励她，如果她能站立不倒，给她加分。我们从最简单的立正站立开始，然后双臂高举，然后弓箭步，然后单腿站立。我们练向上、向前踢腿、出拳，不后退，不倒下。她的脸上开始有了自然的微笑、严肃的认真、自信的勇敢。我希望她能这样走进学校，面对嘲讽，毫不畏惧。"谁是你的偶像？"她处在偶像思维阶段，我以此激发她对理想自我的塑造。"萨万娜！"她脱口而出。这是著名的少年女歌星，她模仿萨万娜的舞台姿态、自信潇洒的动作。哇，一个面目崭新的凯瑟琳。我鼓励她将模仿来的自信输入自己的内心，用带着这种自信的躯体动作向大家介绍凯瑟琳。"我是凯瑟琳！""我是凯瑟琳！""我是凯瑟琳！"我鼓励她一遍又一遍用

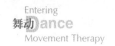

肢体动作塑造自己，展示自己，肯定自己，再塑造，再展示，再肯定。

凯瑟琳四个星期后成功出院，出院前，儿科让她尝试隔一天回到学校一次，使用学到的自强和社交能力。她不再有困难离开母亲了。她改变了许多。她继续接受个人治疗师的定期咨询治疗，她没有重返医院。

10

针对少年的舞动治疗临床实践

一个人步入青春期，面临变声、性发育、长青春痘、来月经等生理变化的挑战。抽象思维开始，自我意识剧增，这个阶段的大脑处于反叛的成长过程，力争摆脱儿童时期的依附性，但还不具备独立能力。

少年期像春蚕脱茧，是一个痛苦的、身心脱胎换骨的再生过程。这个阶段是心理行为障碍出现最多的阶段。据统计，行为健康医院 50% 以上的病患者都是 13 岁至 18 岁的少年。从某种意义上看，少年患者是难度最大的治疗对象。他们对自己躯体的变化和不适极为敏感，尤其是行为障碍症的患者，往往会对舞动治疗进行消极的或挑战性对抗。

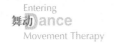

破坏性情绪失调症的诊断与治疗

根据美国最新的《精神疾病诊断手册》（第五版），破坏性情绪失调症（Disruptive Mood Disregulation Disorder）是抑郁症的一种，这是少年科的常见诊断，该病症的症状如下。

- 包括口头上的和行为上的严重的重复性的脾气爆发现象，甚至对他人或物体施以暴力。
- 其强烈度和持续度超出正常的被激怒的表现范围，其脾气爆发表现与年龄发展阶段不吻合。
- 在一星期内爆发频繁，达到 3 至 4 次。
- 发脾气、暴躁、情绪愤怒几乎会在每天的大部分时间中出现，家长、老师、同伴都能观察到。

该病症多发于 10 岁左右至 18 岁，对于小于 6 岁的儿童或大于 18 岁的成人，一般不做此诊断。

实践与案例

　　17 岁的莫妮卡是具有南美血统的女生。她蓬乱的红色头发像燃烧的火焰。她家是墨西哥移民，有母亲、外祖母，但是不知自己的父亲是谁，现在他人在哪里。在学校她几乎每天都与人吵嘴打架、咒骂老师；在家里，她总是怒气冲冲，动不动就摔东西、捶墙，有时会自残，用香烟头烧自己的胳膊。被诊断为破坏性情绪失调症。

　　简要肢体动作轮廓解析

　　1. 面部：呼吸——急促，限于胸部；目光——在逼人的盯视和逃避间交错；表情——看上去总是愤怒。

　　2. 肢体：发育成熟，像 30 多岁的女人。胸部与臀部发达，是动作主导启动部分，肢体前部活跃，后背僵硬。没有躯体主干意识，没有核心力。要么像一滩泥倒在椅背上，要么像一团射出去的火球跳起来进攻。

3. 动作：

- 空间使用：无目标、横向平面为主，常侵占别人的空间；

- 力度使用：重力，出手出脚都很重；

- 主导节奏：爆发性、突然性，没有过渡。

15岁的凯文是有着欧洲血统的男生，常与母亲吵闹，尤其对继父有敌意，出言不逊，有一个同父异母的妹妹。上中学后，凯文学习成绩越来越差，多次因咒骂、威胁老师受到校方停学记过处分。被诊断为破坏性情绪失调症加多动症。

简要肢体动作轮廓解析

1. 面部：呼吸——快速，似乎在用肩部换气，说话极快，似乎没有换气的机会；目光——游动不定，几乎没有与他人目光的定时交流，好像在寻找他人的肯定，但又怕被否定；不时目光下视；表情——总是流露出自卑。

2. 肢体：精瘦，像螺丝拧转，不停扭动，四肢活跃，胸部僵硬，背部略弓。缺乏自信、自尊。屁股微翘，因有意不扣紧皮带，裤子总是掉下来，几乎露出半个屁股，好像总有意在向世界宣布"放屁"。臀部启动为主，双手要不时地上提裤腰。

3. 动作：空间使用——没有目标，总是坐不住又站不住，上下、左右、前后常同时进行；力度动作——轻飘，缺乏重力，缺乏地心力；主导节奏——自由流动，发泄式，缺乏收缩控制，缺乏快慢有别的组织。

他的全身动作给人无组织、无自律感。他的焦躁、恼怒、讥讽是对自卑的掩盖。

16岁的托尼是有着亚裔血统的男生，父母是韩国移民。两个同胞哥哥都十分优秀，考上了重点大学。他被看作家里的"不争气的败类"。他总是处在愤怒状态中，上高中后，对父母越来越有敌意，话不多，但处处对抗。常对两个哥哥发脾气，甚至砸东西。在与学校同学和邻居相处时，也出现与同学、朋友动手的行为。因学过跆拳道，踢伤一个同学。最近开始有了酗酒和吸大麻的行为。在一次与父母的大吵后，吞食大量止疼片，企图自杀，被送到医院，后转到行为医院。

简要肢体动作轮廓解析

1. 面部：呼吸——紧张，给人窒息感，好像不呼吸。

2. 目光：对视，但带着怀疑和审视。

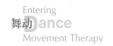

3. 表情：看上去傲气，不屑一顾，但偶尔会露出失落的神色。

4. 肢体：标准身材，1.8米左右，四肢协调，肌肉紧凑，各部位得体、躯干挺直，像受过训练的运动员。墙壁式站立，两臂交叉在胸前，拒人于千里之外感。双肩紧锁，腿部启动。因为曾经是田径运动员，学过跆拳道，双手总是握拳，似乎准备出击。躯干很直，僵硬，封闭感。

5. 空间使用——多是直接，有目标，自我极端保护式，不让人进入，动作空间甚小。

6. 力度使用：用力甚重，有跆拳道黑带拳术；主导节奏——突发性快速，缺乏持续性。

愤怒是少年患者最常见的情绪，其往往是抑郁的表象，合理管理自己愤怒的情绪是治疗中的一个重要主题。这天，上面介绍的3名患者都被安排进了我的舞动治疗小组，小组内共有8名患者。这个治疗过程以愤怒与压力的管理为主题。我让每个组员用体操垫围圈，垫子之间有两个臂膀的距离，以强化每个人自我空间意识。组员席地而坐，我让他们开始做自我介绍，着重于描述最近令自己愤怒、焦虑或烦躁的情节或状态。莫妮卡第一个举手，"我先说！"她大声嚷道，"我的母亲是个泼妇，这就是我的愤怒和压力。完了，下一个。"她挥挥手，不愿再多说。"用这么难听的字眼说你母亲，一定有原因吧？"我看着她若无其事的表情问道。"难听？这还叫难听，她用来骂我的字眼比这难听得多了。"看到她的脸色，我明白了莫妮卡愤怒的根源。凯文说："我的愤怒和压力来自所有人。"托尼盘腿，挺着身，双臂交叉，面无表情，拒绝说话，我没勉强他。其他人自我介绍后，我发给大家画纸和画笔，让大家用象征性的形象表现自己的愤怒或压力。莫妮卡把自己的愤怒画为滚动的火球："我觉得自己随时都会在愤怒中爆发、燃烧。"凯文画了一个马桶，从里面飞出彩虹。他自我调侃："我妈说我出口像粪桶，好话也说不好听，我的愤怒就是马桶里出来的彩虹。"托尼把自己的愤怒画成一座发生雪崩的冰山，仍面无表情，不愿解释，他显现出绘画天赋。

我让每人仰面躺下，做留心放松练习（Mindfulness）。我看到莫妮卡把身子团成一个球状，窝在地上；凯文的胸部、腹部接地，压住呼吸；托尼两脚交错，两臂互叉，紧锁胸部和腿部。我给予指示干预：脊背贴地，胸部、面部朝天花板，两腿分开伸直，两臂分开，放在地上，手心向上，让你的肢体完全被地面支撑。有的拒绝改变姿势，我不勉强，纠正大家的姿势后我引导他们进行深呼吸训练。然后，让他们从上到下进行躯体扫描，找到紧张点，找到愤怒或压力的躯体肌肉反应点。接下来让他们聆听这些反应点，了解什么思想、情绪、感觉与这些反应点关联，不要评判，只是认知，只是理解。让他们自己的呼吸通过这些反应点，一次一个反应点，直到让呼吸蔓延到全身。

我看到他们的肢体防范渐渐解除，他们的内心松弛下来。我指示大家进行全身的紧缩伸展核心运动，空中蹬腿，躯体旋转，拉伸胸部、肩部，前后摇摆，松弛脊背。大家发出咯咯的笑声。坐起后，我让每个人轮流根据自己的躯体紧张反应点做躯体放松运动。莫妮卡表示她的愤怒、压力和紧张点在背部，她全身卧倒，用双手撑地，挺起胸部，做了背部的伸展。凯文说他的紧张点在他的臀部，自然引起哄笑，我没有给他评判。他的日常自卫防御工具是逗乐、自我调侃，我容许他做了臀部扭转放松动作（少年患者常会用性挑衅姿势来寻找刺激）。我有意让他的动作自然化，影响从臀部到腿部和下腰部的放松动作。托尼仍没吭声，但他躯体姿态和面部表情的抵触盔甲消失了，他做了几乎专业性的上臂和肩部的拉伸动作。

全组都互相镜像动作着，一方面给予动作领队人以呼应支持，一方面也给自身一个学习新的动作模式和释放压力的机会。大家站立后，我让每个人创造一个全身性压力释放的动作，然后再进一步让每个人在舞动时发出声音，强调最好用腹部发声，这样可以带出内在积存的压力和情绪。他们有些嬉笑，但做得很带劲。莫妮卡做出甩动双臂的动作，伴随着的"嗨！嗨！"的声音，她背部僵硬紧张的肌肉带动了。凯文做出拳击的动作，伴随"嗬嗬嗬！"的叫喊声，他显出了自信的力量。托尼参加过跆拳道训练，他的动作帅得令人惊讶。他双手握拳，两肘夹在两侧，一只腿立地，另一只腿踢到空中，一只手出拳，"嗨呀！"他腾空而起，落到地上，蹲马步，双拳急速交换出击，"哈哈哈！"他的动作连续不停，他的声音沉重又略带嘶哑，好像要把所有的愤怒都发泄出来，全组没有人能跟上他。我观察到动作出声发泄后他的脸上有了红晕和亮色，不再传递封闭拒绝的信息。

我让大家坐下，深呼吸，让身体消化刚经历过的舞动的感觉和情绪。然后，我用一个篮球作传导体，每人轮流拍击，同时口头表达出引起自己愤怒和压力的原因。我感到托尼正在上涌的情绪，我鼓励他先开头，他欣然接过球。"我母亲要求我每门功课都得 A，我要得了一个 B，她的反应好像我杀了人一样。我父亲整天拿我哥哥来压我，他们都是全 A 生，上名牌大学，又是运动健将。因为我喜欢不正统的东西，在他眼里我是个'败家子'。这就是我的压力和愤怒。"他弹跳起来，把球举起用力拍击下去，涌上来的情绪通过拍击球传导出来。莫妮卡接过球说："我母亲自己搞不定男人，整天拿我出气，什么难听的话都骂。我没有父亲，从不知父亲是谁。我愤怒，见人就有气，其实是恨我自己，我不该到这个世界上来。"她的眼睛红了，站起来把篮球用力摔到地上。凯文是最后一个接球发言的，他的嬉笑、恶作剧的姿态全然消失了。"我妹妹是家里的一朵花，我是'狗屎'。因为我爸酗酒、吸毒，我妈妈和我爸离婚了。我继父是我妈妈的老板，他处处看不起我，他虽然不说，但从他看我的眼神，我知道，他认为我是我爸的孽种。我恨他，也恨我的生父，也恨我自己！"他的脸上流露着受侮辱的愤怒和悲哀，他用力地拍击篮球，似乎要把一肚子委屈拍出来。

我在充分肯定每人的表达，并对每人的表达表示了理解和同情后说："愤怒的底层是悲哀、是忧郁、是委屈、是自卑，我们下一个治疗过程的主题是自尊、自爱、自信。"我看到莫妮卡不自觉地向上伸展双臂，我鼓励大家一起随她向上伸展。凯文开始甩动臂膀，我呼唤大家像他一样甩臂。托尼做起向上弹跳动作，我们又随他弹跳，然后抖动全身。治疗过程在全组成员的静坐深呼吸中结束。

通过肢体动作的激发，让患者压抑的情感得到释放；通过肢体动作模式的改进，使患者建立身心的自尊、自信；通过躯体动作的平衡性调整训练，培养患者合理管理暴躁情绪的能力（包括忍耐力和表达交流技能），这就是舞动治疗该症的主要目标。家庭治疗的参与也是必不可少的，传导体的运用和艺术治疗手段的配合，亦是对这类少年患者颇为有效的临床治疗方式。

以上的舞动治疗过程综合了几个治疗组的实践而缩写为一个理想的治疗时典型。往往在临床现实中，进展要慢许多。在对少年的治疗过程中，让他们抬抬腿伸伸臂都不容易。愤怒对抗权威是这个年龄段的特点，因此，舞动治疗师绝对不要让自己陷入他们的权威之中。打开他们的肢体防御大门，走进他们的内心世界，是对舞动治疗师的特别挑战。

图 10-1 至图 10-6 是破坏性情绪失调症的肢体表述图解，图 10-7 至图 10-15 是肢体舞动干预图解，这些图主要是展示如何教给患者一些健康可行的肢体表达语汇，让肢体具备对情绪自我调整的能力和习惯。

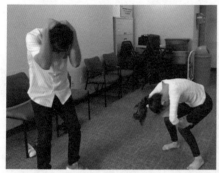

图 10-1　肢体积蓄了抑郁悲哀情绪

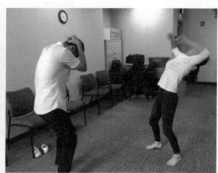

图 10-2　肢体感觉爆炸性焦躁

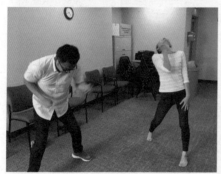

图 10-3　肢体寻找不到正当发泄渠道

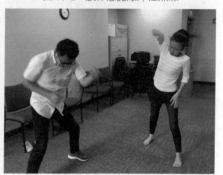

图 10-4　以愤怒向外出击

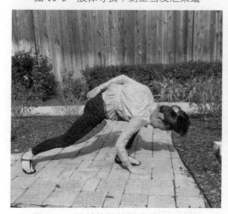

图 10-5　让肢体接地气感受内心情绪

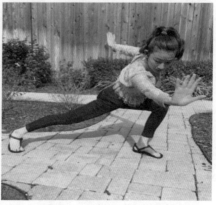

图 10-6　弓箭步用力推出愤怒

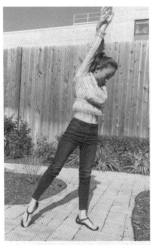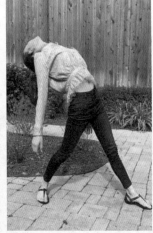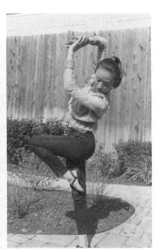

图 10-7 前倾上提肢体——振作　图 10-8 后仰展胸吐气——卸重　图 10-9 独腿拧扭——自控

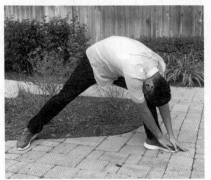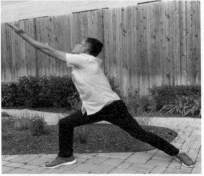

图 10-10 拉伸脊背甩掉悲哀　　　图 10-11 弓箭步向上伸展追求理想

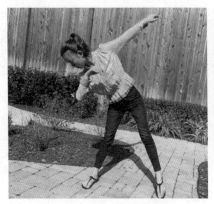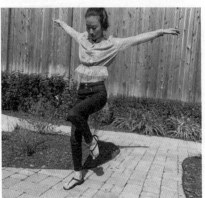

图 10-12 甩臂排出焦躁烦恼　　　图 10-13 展臂轻步跳跃放松心灵

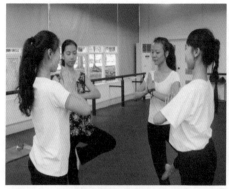 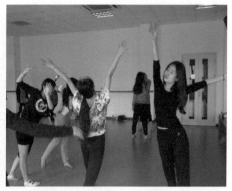

图 10-14　保持平衡姿势——增强肢体心理耐力　　图 10-15　向上展开拧扭——积极灵活的肢体意识

饮食障碍症的诊断与治疗

　　饮食障碍是目前在青少年中越来越普遍的行为病症，这类病症的特点是扭曲的躯体自我意识，这对舞动治疗师来说是具有挑战性而又可大显身手的领域。

三类饮食障碍疾病

1. 厌食症（Anorexia Nervosa）。其症状表现为极度节食、扭曲的自我形象（对肥胖的恐惧）、体重下降以至病态、过激锻炼。
2. 贪食症（Bulimia Nervosa）。其症状表现为暴食后自行引吐或使用泻药以消除发胖的担心。禁食和暴食后引吐两种病症轮流交替表现。
3. 暴食症（Binge Eating Disorder）。其症状表现为无休止强迫性的暴食暴饮，有时可以长达两小时，自己单独狼吞虎咽，饱食后仍然狂饮暴食，常不注意自己吃的是什么。饮食病患者多伴有抑郁症、焦虑症，有的患自我伤害症。

概括解析三类病症的肢体动作轮廓

厌食症

- 平板的面部表情，针立般的躯体站立姿势；

- 呼吸封闭或从肩部呼吸；
- 四肢启动，与躯体核心隔离；
- 躯干和四肢的分裂；
- 肛门阶段的拧扭节奏，多处紧张战斗防备状态；
- 目标性竖直向或纵向动作为主导，缺乏横向水平面动作；
- 狭小密闭的空间使用，少与外界联系；
- 动作多轻度，缺乏重量使用；
- 紧张约束，缺乏自由流动；
- 许多厌食症患者是田径长跑爱好者、芭蕾舞爱好者或者学校的全优生，他们苛求完美。

贪食症

- 不稳定、多变的面部表情；
- 呼吸急促，多从胃部发起；
- 多种肢体分裂，缺乏动作的组织性；
- 胃部启动，上身部位多动；
- 口腔吸吮节奏及尿道运行和流动蔓延旋律；
- 多冲动，缺乏持续力；
- 扩展性使用空间，无定向或不停地转向；
- 过于自由流动，缺乏核心支持力；
- 常常躁动不安，缺乏自我宁静，常外侵，制造声响，以获得他人关注。

暴食症

- 麻木或恍惚的面部表情，游离或躲避的眼光；
- 球状型肢体站立姿势；
- 咽喉或胃部连接的呼吸；
- 常使用手、前臂、头部等身体部位；
- 咽喉及髋部主导启动；
- 正面和背面的分割，全身上下的分割；
- 吸吮节奏，沉迷旋律；

- 重复，强迫，持续性动作，缺乏突发性和爆发力；
- 主导向下和向后运动，缺少了垂直向上和向前的驱动力；
- 自我形象的拒绝和否定。

总结三种饮食症的共同性病理

- 扭曲的肢体形象认知——拒绝或否认自我。
- 肢体化的情感封闭墙壁——断开连接到内心的恐怖。
- 用饮食控制情绪波动——缺乏自我调节心情的能力。
- 不健康的饮食行为模式——病理性脑电路设置。

三类病表现不同，但有共同的症状、共同的治疗方向和手段。

治疗目标

- 自我接纳的肢体化（对自我存在的肌肤舒适感）。
- 实现肢体与情感的内部融合整体化（打破情感的躯体封闭墙）。
- 增强情感调节的肢体能力。
- 通过肢体舞动促进健康行为模式的建立。
- 加强自我赋权的正能量。

常用治疗手段

- 肢体部位欣赏动作。
- 签名舞蹈。
- 核心启动的肢体动作（芭田妮芙基本实践工作）。
- 腹部发声动作。
- 两极动作和平衡锻炼。
- 躯体再雕塑（脊椎中枢神经工作）。
- 空间、重量、张力流动锻炼。
- 伙伴及群体交流舞动。

实践与案例

这是医院门诊部的临床模拟少年饮食障碍症小组：共有 8 名 13 岁到 17 岁的患者，六个女生，两个男生，各自患有不同的饮食障碍症。这些患者已从住院部转到门诊部治疗，他们对表达艺术治疗已熟悉，他们也都对我建立了信任。这里描述的是一个完整的舞动治疗过程（即一个小时的治疗时间）。

治疗在舞动治疗室内进行，我让每人拿一张运动垫，围圈席地坐下。我观察并感觉每个人的面部和肢体流露的情绪——无表情、紧张、焦虑、抑郁、失落、希望。我让大家坐直，闭上眼，深呼吸。呼吸平稳后，开始聆听自己肢体的每一部分，感觉每一部分在对自己说什么，尤其聆听紧张或感觉不适的躯体部分，理解这个紧张不适后面的情感动态。不用评判，只需带入认知。让大家睁开眼后，我发给每人一张画纸，打开水彩画笔盒，让他们勾画一个象征性的情感自我防御形象。几分钟后，绘画完毕，我请大家轮流做介绍。

玛丽，13 岁，女，患厌食症和抑郁症。父亲在她童年时离家出走，她认为是自己的错，因为自己太丑、太胖，父亲不愿要自己。她胸部凹陷，行动缓慢，爱藏在角落里，活动的空间极小，怕照镜子。她把自己的情感防御机制画成一只缩头乌龟："我不想让人看见我，我也不想看见自己"。

科琳，15 岁，女，患厌食症兼焦虑症。全优生，田径长跑运动员，每天进行体育锻炼，完美主义者。随时握着拳头，处于竞争状态，怕增加体重，常不停抖动，难以坐下，加速性快节奏。她把自己的防御机制画成一个封了口的瓶子："我把感情塞在瓶子里，跑步是我的瓶塞"。

莎拉，17 岁，女，患暴食症和抑郁症。幼年失去母亲，跟单身父亲长大，从小使用冰激凌自我安慰，有午夜暴食的习惯。躯体超重，行动缓慢，多有吮吸运动节奏。她把自己的防御机制画成一块海绵："我只吸进情绪，无论自己的还是别人的都一起吸进，混在一起，烂在肚里"。

迈克尔，16 岁，男，贪食症与禁食症交替。童年时过胖，常被人取笑。进入高中后开始限制饮食，体重不停下降，喜爱女性活动，对自己的男性躯体总是觉得别扭，挣扎于性确认。他画了一个小丑形象："我的防御机制是用幽默避免感情的袭击"。

尼克，15岁，男，患厌食症，完美主义者，严格限制食物的摄入，每天过度运动，极度关注身体部位的比例，难与女友沟通。他画的情感自我防御机制是个弹簧器，表示他没有耐心讨论情感，常常一触到情感话题就像弹簧一样弹出去。

琳达，16岁，女，贪食症与禁食症交替，常用泻药，患双极情绪障碍症。复杂而非正常的家庭组合体系使得她没有地心力，情绪起伏无常，坐立不安，脾气暴躁。她说自己的防御机制像一团火球，她的愤怒是悲哀的掩饰："我好像总在愤怒燃烧中"。

尼娜，15岁，女，患厌食症。看上去像十一二岁的芭比娃娃，脸上带着机械的微笑。她在极具保护性和控制性的父母羽翼下生活，一切由父母安排，学钢琴、学芭蕾舞，不知道自己的兴趣爱好，不知自己想要的生活是什么。她采用控制饮食来显示自己的身份和自己的控制力。她把自己的防御机制画成一面镜子："我总是在反射他人的影像，让他人赏心悦目"。

艾米莉，17岁，女，患暴食症和抑郁症，有自杀意念，挣扎于消极身体形象。幼年遭继父肉体及性污辱，恨自己的过去。常在夜间暴饮，然后用小刀划肚皮。她把自己的自我防御机制画成一个隐藏秘密的并且紧锁的盒子。

我鼓励了大家富有洞察力的自我认知，提出我们本次治疗的目标是通过肢体动作冲破这个直接封锁情感表达并且导致非健康饮食障碍的自我防御机制。我放起音乐，"启动"（Initiation）开始，我引导预热动作，从脚趾到腿部、胯部、手指，到胳膊、肩膀、背部、胸部、腰部，到颈部、头部、全身。之后的自由行走环节，我看到拘禁、僵硬，对自己躯体的别扭感。我鼓励大家四处随意行走，甩开胳膊行走，前后甩，左右甩，里外甩。然后请每个人针对自己僵硬的躯体部位做放开动作（Let Go）。有的踢腿，有的伸臂，有的出拳，有的转腰。随后，每个动作加进发声促动。"嗨！哈！嗨！嘘！"患者的脸上有了气色，躯体也活跃多了。我让大家结成对，做镜像舞动，一人当动者，另一人当镜子。以空间探索为主题，我不停给他们做出从各个角度扩展自我空间的动作启示，然后交换角色。之后，交换镜像舞动对象，以力度重量探索为主题，再以时间速度探索为主题。舞动中传出不少爽朗笑声，他们在互相充实运动表达语汇。镜像舞动后，我又让大家自由行走，探索约束、紧绷的行走和放松、流动的行走，进而进行自由自在、无拘无束、富有表达性的动作。

舞动结束，我让每个人回到自己的垫子上，对着自己的图画，朝着健康的方向加上新的笔墨，每人都很痛快地修改了自己的绘画。他们介绍了自己的新画后，我让每个人用舞动表达出绘画上新添的部分，大家的表情开朗了许多。琳达主动带头表达，她做出抱球、太极式的阴阳旋转，燃烧的火球增添了流水形象。我鼓励全组做她的镜像，重复她的动作；艾米莉做出挥臂砸锁的动作，充满力度和速度，这是她动作模式中少见的，全组的镜像呼应舞动，给了她支持力量；玛丽有些紧张，但做出从全身缩成一团，逐渐挺直脊背，向上展开臂膀的动作，虽然手臂有些打弯，但她体现着扩展自我空间的意识，全组自然重复了她的动作，这使她露出了笑容，她的手臂逐渐伸直；莎拉并拢双脚，站稳直立，抬起手臂，弹动手指，做出连续向外发射的动作，她沉迷于内的动作主调改为向外的战斗格局。每人分别展示出新的运动表达语汇、新的自我意识躯体象征性符号。舞动交流完毕，我们用静坐、深呼吸、无语的目光正视交流结束了治疗过程。这个舞动治疗模式后来被一家英国影片制作公司摄制，列入研究生院心理学影视教学系列。

还想提到的是，2002 年饮食障碍症专家，主治心理医师约翰·列威特（John Levitt）博士对我说，饮食症患者缺乏情绪自我平衡的能力，我要让他们每天早晨用

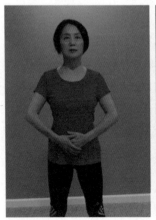
图 10-16 中心连接地气

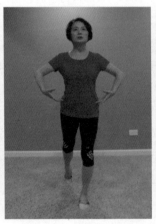
图 10-17 发展核心启动

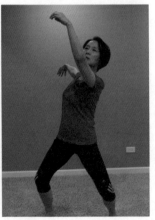
图 10-18 甩掉精神压力

一种躯体自我调节仪式来开启一天的心理自我调解旅程。应列威特博士的要求，我根据前面提到的治疗干预原则，结合中国太极动作，专门为饮食障碍症患者创编了"每天5分钟自愈操练"（Self-healing 5 Minutes Daily Workout），并制作为DVD，成为ABBHH医院住院部饮食障碍症患者每日早、中、晚的必做练习操（如图10–16至图10–30所示）。许多病人出院后，买了DVD回家自己练习。

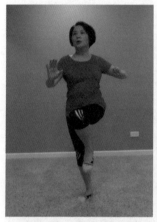
图 10–19　推开消极形象

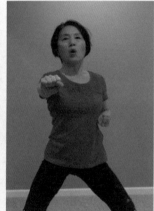
图 10–20　赶走内心恐惧

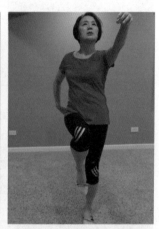
图 10–21　放弃十全十美

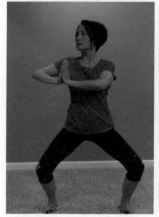
图 10–22　转换思维模式

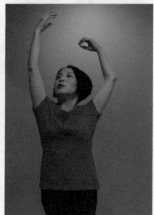
图 10–23　塑造自我确信

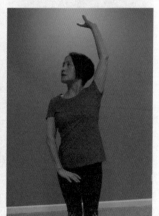
图 10–24　建立健康行为

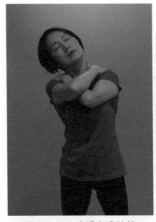

图 10-25　珍爱自我肢体

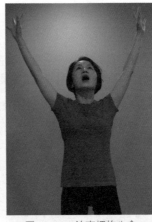

图 10-26　放声拥抱生命

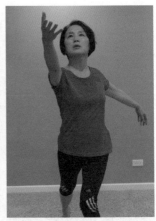

图 10-27　鼓励追求勇气

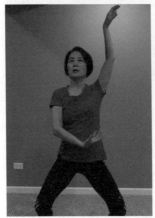

图 10-28　调解自然旋律

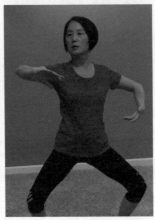

图 10-29　平衡阴阳能量

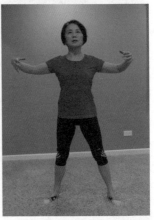

图 10-30　融入宇宙大我

心理转换肢体障碍症的诊断与治疗

　　心理转换肢体障碍症（Conversion Disorder）是一种比较复杂的心理行为病症，患者会出现一种或多种在变换的自觉运动或感官功能方面的病态症状，这些症状包括：肢体某部分的无力或瘫痪，出现如颤抖、肌张力障碍运动、肌阵挛等非正常性运动；肿胀症状、吞咽症状、癫痫发作、麻痹失去知觉；特别感官症状，如视觉、嗅觉或听觉出现障碍。这些症状经检查证明，都不是因为神经物理系统的病理所造成的。心理转换肢体障碍症是肢体障碍症的一种，这些肢体病状是由心理因素造成的，即患者把心理创伤转换于躯体。

实践与案例

以下是我的一段临床治疗病例记录。

"琳达，这个病人你会有兴趣做单独治疗的，"同事告诉我，"少年组的克雷格患有心理转换肢体障碍症，他坐在轮椅上，说因为双腿疼痛不能站立。但所有医科检查都显示什么问题也没有。""好嘞！"我立即动身。

在医院食堂拥挤的少年人群中，我一眼就找到了坐在轮椅上的克雷格，他正起劲地用双手推车轮，在人群中穿来穿去。我叫住了他，他圆脸微胖，褐色披肩长发，一双朦胧的眼睛，正常对视，毫无回避。我做了自我介绍和提议，他欣然答应。

"现在就去吗？"他双手准备推车，马上跟我走。"从下周开始。我要先预订治疗间。"我说。"好的。"他点点头。我们之间有了目光交流，一个很有礼貌的、懂事的 14 岁少年，他没有给我一般少年常有的愤怒或消极抵抗的姿态。

我给克雷格做第一次治疗时，他的轮椅已换成行走椅。我有意忽略他的疼痛问题，用一般人的步伐往前走，他跟得很好。放开行走椅，克雷格转身坐到沙发上，他按着他的后脊背说："很疼。""这是你的疼痛处？慢慢来。"我让他明白我相信他的疼痛是真实存在的。等他坐舒适了，我也坐下，面对面，开始交谈。他很健谈，开始叙述他的故事，滔滔不绝，他似乎很熟悉这个程序。

在他的叙述过程中，我很快对他的肢体动作轮廓有了简要概括。

1. 面部：呼吸——急促；目光——对视，正常交流；表情——痛苦、焦虑，眉头总是紧皱；

2. 肢体：明显上下部分裂，下部极弱，弱到几乎失去行走和站立的力量；大脑很发达，思考很多，五官生动，两臂有力，很活跃，富于表现；肩部总是处于紧张状态；躯干的前胸紧张，腹部松软，没有核心力；脊背僵硬紧张。

3. 动作：空间使用——方向明确，有目标，纵向前驱为主导；力度使用——严重缺乏腿部力度，没有与地面直接接触的勇气，但肢体上部的动作以强度力度

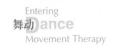

为主导，总在用力地摇动他的轮椅；动作节奏——慢，持续，肛门拧挤节奏，似乎总在挣扎中，缺乏轻松和自由流动。

克雷格与父亲、哥哥住一起，他在六个月前得了病毒感冒、气管炎。治愈后，就开始浑身疼痛，尤其脊背下端，双腿无力，卧床不起。住院全面检查，没有任何身体病变，被诊断为心理暗示躯体障碍症。他七岁时母亲病逝，从他两岁开始，母亲就频繁进出医院，母亲得的是一种神经系统的综合征，双脚麻木，浑身刺痛。母亲有两个姐妹，她们在母亲死后，强硬要走母亲的珠宝首饰，对他父亲说："这些首饰是祖母留下的，你有两个儿子，不需要珠宝首饰。"父亲因悲痛至极，不与她们理论，让她们拿走母亲的遗物，与母亲家族的联系从此断绝。父亲这边是遗传性抑郁症。七个月前，父亲的两个哥哥相继去世，都不到60岁。一个抑郁自杀，一个突发性中风。父亲被解雇，哥哥大学毕业还没找到工作。克雷格因疼痛卧床不起，六个月没上学。学龄儿童少年不上学是非法的，法院给他和父亲送传票，父亲会受到制裁。法院指令父亲送克雷格去行为健康医院治疗，所以他来到了这里。"我很高兴我能来到这里，帮助很大。我决心摆脱抑郁症。"克雷格说，他理解心理暗示肢体障碍症的含义。物理治疗给他的锻炼作业因疼痛无法完成，他懂得心理的作用，决心配合治疗。背痛、腿软、站立困难，他的躯体前部已堆起不少脂肪，因不运动，所有的肌肉都显得松弛。他的整个叙述诚恳、冷静、理智，没有悲哀，没有怨恨。

"我完全理解你的身体疼痛，是实实在在的疼痛。"我帮克雷格一起分析他的症状。从小他的身体就经历母亲的疼痛，潜意识在肢体的记忆库里积蓄母亲形象，镜像分子作用于神经系统的是卧床、住院，在疼痛中挣扎的肢体。幼小的孩子不会分析判断、理性选择，只有直接吸收。在一个没有女人的家庭里，他学会把感情控制在身体里。久而久之，表达情感的渠道都堵塞了，加之父亲家族的抑郁症遗传，克雷格的身心都在抑郁的乌云中。身心一体，心灵的重负压在躯体里，心灵麻木时，身体的负荷就过激了，突然爆发的疼痛、瘫软，是肢体为心灵的哭喊，为情感的发泄。这是他从小在母亲那里模仿到的本能，他的身体潜意识需要把失去的幼年找回来，需要母亲的呵护。两个伯父都走了，祖父、父亲都抑郁、失业、落魄，14岁的他无法面对、无法承受，躺下是唯一的出路。我告诉克雷格："你的疼痛不是臆造的，而是实实在在的情感在肢体内的爆炸。"他用力点头，肢体前探、双肩耸起、眼里闪光、两颊血液上涌，我感到他情感性的呼应。"我的治疗方式是用肢体语言让这些情感正常地宣泄出来，不再折磨你的肢体。"他赞同地点头。"与物理治疗的身体锻炼不同，不属于强硬治疗手段，而是从身体发展过程的表达运动着手。同时，运用一些东方的愈合运动来增加身心的气力。"

"好的，我愿意，我已厌倦了这个状况。"他很坚决地表示。

因房间小，暂时不能做芭田妮芙基本动作（婴儿式的肢体自然调解地上动作），我让他站立，想教他太极，但他几乎站不住，说腰背疼痛难忍。"理解。你刚叙述自己创伤的经历，身体反应强烈。"他的眉头紧皱、双肩紧缩。我让他坐下，深呼吸，放松肢体的每个部位，疼痛的部位是泥团，想象淋浴，冲走身上的泥团，不断冲刷，泥团化解、冲淡、流去。"感觉好多了。"他说。我引导他做简单的关节活动，肢体伸展，他站立起来走出房间时，步子迈大了，显得松快些。

第二次治疗时，我把地点定在健身房。我问克雷格能在地上进行活动吗，他说能，我在地上摆了两个体操垫子。他眉头紧锁，双膝下跪，然后挣扎坐到垫子上。真的有那么疼吗？疼痛是个人的身心经历，他感觉那么痛就是那么痛。我坐到他对面的垫子上，用我的姿势和表情表示我对他疼痛的理解和同情。我让他描绘他的疼痛，他说全脊背、大腿和膝盖都痛。我建议他仰面躺下，我给他做样子，他需要发泄和被关注。我们开始做最基本的婴儿天然动作，臀部启动的前后摇晃，膝盖启动的左右摇摆，腿部伸展、青蛙蹬腿、臀部上挺、腹部贴地、双手撑地、向上蹬腿。他大多都跟随做了，只是不停地做出疼痛挣扎的表情，发出不舒服的声音。我一边给他关注同情，一边给他鼓励，我们一起在养育他失去的自然表达能力。克雷格告诉我，母亲去世后他抑郁了 3 年，从没和人说起。因为母亲得的是一种综合性神经系统的疾病，疼痛使她无法给克雷格全身心地爱抚，弗兰克的躯体渴望母爱。如何让他从疼痛的躯壳里走出来，把自怜的阴影甩到身后？我们谈到他仍然住在家里、没有工作的 25 岁的哥哥："他的行为就像 6 岁。"他笑起来，毫无障碍和困难地坐起。他的身躯完全没有疼痛迹象，但很快他又习惯地把挣扎的表情放回到脸上，他似乎需要这个疼痛来证明自己的存在。

第三次治疗时，虽然仍是因为疼痛皱着眉头，但看得出克雷格的表情开朗多了。我们面对面坐下，他的躯体明显上下分裂。上身双臂发达，脑子思维发达，有双臂的帮助使他很擅长表达。但双腿极弱，从腰部、腹部锁住。他谈到自己对疼痛的感觉是愤怒的，极端的愤怒。克雷格说："我对别人不满时，脑子里从不做评判，心里也不表达。"我说："但你的肢体在评判，你的下意识在表达，你的愤怒语言是疼痛。"他看着我，没吭声，同意地点头。

他谈到父亲的脊背痛，天阴下雨都有反应。我告诉他："你的身体就像在阴雨天里泡过，这个阴雨天就是一个压抑、忧郁的心理环境。"我们一边谈，我一边让他做脚部放松活动，他竟然几乎忘记如何转动脚腕。"我刚得病时，医生用尺子划我的脚，没有丝毫感觉。"克雷格告诉我，这是他母亲的病症之一。我让他蹬腿，让他像孩子一样踢蹬，他一面皱眉一边吃力地抬腿。长年的压抑，没有童年的成长，他的肢体没有充分进入自由奔跑阶段，太多的肛门收缩节奏，严重缺乏尿道的发泄节奏。他的心理把他的肢体拽回跟跄和蹒跚学步的发展阶段。一方面上肢几乎成人化，理智的控制，逻辑的分析，科学的思考，头头是道；另一方面，下肢却是心理的自我凝固。我让他展开双臂带动全身，像伸懒腰一样，把双肩和脊背的压力放松，双腿前伸，让上下沟通。他做了，出乎我的意料，他在这个伸展动作中停留了相当长的时间，他的双臂完全向上展开，腰向前挺，虽然坐在椅子上，他的腿部也前伸着。治疗过程结束，他起立快了许多，皱眉加笑容，有趣的表情。"周末快乐！"我们彼此祝福。下个星期，我要让他在运动室里活跃起来。

我和克雷格来到体操房，他先把两腿跪在地上，爬到体操垫上。他的内心认定自己不能站立，但他用手扶车椅走得很好。这是依附心理问题（Attachment Issue），心理自我定位在学习走路阶段，不愿与母亲分开。他理智的自觉自我意识像成年人一样为父亲的卡车出问题担忧，为家里的紧急状况担忧，而他潜在意识的自我意识却不愿长大，他还没享受过童年和少年，需要躯体依靠来安抚心理情感的需要。他告诉我，后天他要出院了，但他没有任何进步，他的背痛、腿痛依然像针扎一样难忍，在描述这些时他做出疼痛的表情和声音。我观察到他在与其他孩子吃饭时谈笑风生，扶着轮椅车走路走得也很轻松。我让他和我一起蹬落地自行车，我不让他用轮椅扶手走路，如果站不起来就爬过去，他真的爬了。他愿意和我一起交谈、运动，虽然不断哼哼叽叽。

克雷格出院了。出院前，我和他进行总结交谈。目的有两个：一是建立积极自信的心态，二是安排继续自愈的计划。"父亲的车坏了，两次约会都取消了。家附近没有游泳池，最近的青年会要开车一个多小时。"他不停地埋怨他所处的现状，他为出院后的生活感到焦虑。"好像我永远没有好运。"他的眉头又紧皱，一种习惯性的表情，习惯地处在被害者的思维状态。他想在医院这个安全港多停留一些时候。"但是，看看你的勇气，你可以克服，你已经克服了许多困难，不是吗？听说你在小组里帮助其他组员转变消极观念。"他的面部明朗起来："是，我知道，都可以克服的。我只是习惯了这里的帮助。""要学会游泳，只能把你推下水。"我们都笑了。在伸展与力度的舞动中我们结束了所有疗程。

九个月后，我又在医院的过道看到用双手自己转轮椅的克雷格。消瘦了些，脸色有些苍白。"腿疼又犯了？"我问他，他摇头。"这次是头晕，站立不住。"他告诉我，他父亲和哥哥又不好好工作，又不打理家务，他要承担许多。15岁的他承受不了，又转向肢体的求救，肢体的病态在一次次解救他的心理痛苦。

克雷格需要长期的个体舞动治疗心理咨询，可能会是一辈子。其主要治疗目标为：

1. 通过芭田妮芙基本动作训练恢复肢体运动的自然本能；

2. 全面的肢体放松，解除不必要的责任和负担；

3. 进行情感表达动作练习，从思念到悲哀、从委屈到愤怒等；

4. 增强核心力与脊椎躯干的肢体意识；

5. 通过腿部与肢体其他部位的运动交流获得全身心的整合；

6. 学会身心自爱和自愈的技能；

7. 跳跃家庭的栏杆，与同龄人一起增强青春体格的自我确认。

针对早期成年人的舞动治疗临床实践

　　早期成年人即从 18 岁到 40 岁的青年人阶段。据埃里克森的理论，年轻的成年人摆脱了着重于坚持寻找和形成自我身份确认的少年时期之后，渴望并愿意与他人的身份相融合。他准备好了进入亲密阶段，这是指具有了承诺、负责任的能力，使隶属关系和伙伴关系具体化的能力，这同时意味着具有了面对失去自我的恐惧的胆量。在与伴侣关系的巩固中，在性高潮和性结合中，在亲密的友情和生理的交战中，抛弃自我。与此同时，亦产生了要求坚守自我的心理矛盾，回避密切隶属关系的状态。害怕自我损耗可能会导致孤立的深刻意识，以及随之而来的是极端沉溺于自我的行为。这个阶段的躯体成熟，精力旺盛，最富有生命创造力。这是一个从热情奔放到建立伦理道德，从向往梦幻人生到实现设计目标的阶段。他面临并经历人生的重要选择，恋爱及婚姻、职业及事业、家庭及社交、生活方式，都给这个年龄段的人带来迷惑与多重行为选择的心理挑战。

　　本章主要介绍青年人中常见的四种临床上的心理行为病症——严重抑郁症（Major Depressive Disorder）、强迫症（Obsessive Compulsive Disorder）、双相情绪障碍症（Bipolar Disorder）、精神分裂症（Schizophrenia Disorder）。

严重抑郁症的诊断与治疗

抑郁症是当代年轻人中颇为普遍的心理行为病症，各个年龄段都有抑郁症患者，其表现特征略有不同。少年儿童的抑郁多表现为暴躁、易怒；老年人多表现为生理病态；年轻人的抑郁则多表现为明显的心理情绪症状。

抑郁症有三种基本类型：

1. 破坏性情绪失调症；
2. 严重性抑郁症；
3. 持续性抑郁症。

严重抑郁症的症状

- 几乎每天情绪抑郁，感到悲伤或空虚，含泪。
- 明显对任何活动（包括自己以前喜爱的）都无兴趣。
- 严重消瘦，体重下降。
- 失眠或过于贪睡。
- 常常心绪烦躁不安或者反应迟钝。
- 几乎每天都感到疲劳。
- 感觉自我毫无价值或极度负疚。
- 无思考能力或无法集中精力。
- 常常想到死或有自杀的念头，或有自杀计划，或采取自杀行动。

患者必须具有大多上述症状，并且持续至少两周方可诊断为严重抑郁症。

严重性抑郁症病例分析

我们有一个青年人美术治疗小组，组员为 1985 年后出生的 32 岁以下的患者。我把他们与中年人、老年人分开，因为这个年龄段的人具有特殊的心理行为和社会问题。他们多在人生的自我确认、爱情关系、信仰、价值观中挣扎。

实践与案例

　　青年人抑郁症小组来了一位新患者，他是一名白人小伙子，身材单薄、瘦高，穿一身黑衣裤，走路没有一点声音，面部毫无表情，像一个漂浮的幽灵。我请他做自我介绍，"帕特里克"，他的声音低沉，没有腹腔音。

　　在小组绘画环节，我要求组员画出自己挣扎、纠结、焦虑、愤怒等消极情绪，可以是写实形象，可以是象征性符号，也可以是抽象的色彩图案，无所谓对与错。有的人画笼中之鸟，有的人画山峦中崎岖的小路，有的人画烈火燃烧，有的人画溺水呼救，有的人画电闪雷鸣、乌云密布。我走到帕特里克桌前，他用黑色圆珠笔绘画，虽然他的绘画技术达到专业水平，但他的画令人毛骨悚然，他画的是一个骷髅似的躯体和面容，很难说是活人还是鬼魂的形象，手里提着尖刀。我让每名组员介绍自己画的含义，帕特里克拒绝说话，他显然沉浸在深度的抑郁中。我说："没关系，这是你的第一天。"我接着让大家再选一张白纸，在原画的基础上，做一个倾向积极的改变。可以把原画剪裁再贴，构成新的图画，或者在原画上增加新的色彩、新的笔墨、新的形象，从而变成表现"希望"的主题。有的把鸟笼的门剪开，有的在海面上画上救生船，有的在燃烧的火焰上画出凤凰，有的把满天乌云剪成云朵，让阳光穿过。我看帕特里克的画，他在骷髅人的眼睛下加了红色的泪滴，刀上滴着血，身旁加了一口棺材。我看着他，他没看我，但他感到了我的目光。"对不起，我想不出希望。死亡，我能想到就是死亡。"他说。"没关系，今天坐在这里，就证明你没放弃希望，你战胜了死亡的念头。"我说。他抬头看我，我给他一个微笑，他的嘴角撇了撇，算是笑吧，透着勉强和凄凉，但是有死而复生的希望，像在生死边缘徘徊的幽灵转身面对人生的希望。

　　显然，帕特里克患的是严重抑郁症。我从他的病历里了解到，他刚 19 岁，儿时受过许多心理创伤。5 岁时母亲有了外遇，离家出走，抛弃了他和父亲、姐姐。父亲将一肚子怨气常撒在他身上，他好几次偷跑出去找母亲，迷了路，在街头和一帮流浪汉一起，被领到收容所过夜。他和父亲不合，因为他长得像母亲，父亲见他就有火。他也越来越认为母亲的出走是自己的过错。他小时候体弱多病，爱哭，晚上不睡觉。18 岁高中毕业后，他交了女朋友，他离开家，要自己闯天下。他有艺术天赋，准备一边打工，一边申请艺术院校。可是女友突然和别人好了，

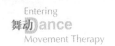

他觉得自己的宿命就是被抛弃，被自己爱的女人抛弃。好几次他企图自杀，被他姐姐发现，送到了医院。宿命论的思维体系让他极度自卑。

解析帕特里克的肢体动作轮廓

他的肢体像扭转的螺丝钉，两腿总是交错在一起，他的目光总是朝下，耳朵上总是戴着耳机，他用音乐将自己与外界隔绝。他需要空间扩展，脊椎支撑，力度动作。这个年轻人需要从体魄开始的自信和生命活力。

在舞蹈治疗小组，帕特里克走进来，他的耳朵上戴着耳机，他在听音乐，他把自己锁进自己的世界，但起码音乐能唤起他的兴趣。我向他招招手，示意他取下耳机，我要和他说话。他立即取下耳机，与我目光相遇，悲哀但友好，迟疑但专注，看来我们第一次在美术治疗课上的交流打下了良好的关系基础。"在听什么音乐？"我问。他把他的耳机递给我，我凑上去听。出乎我的意料，不是我想象的愤世嫉俗的音乐，而是新世纪音乐的代表、日本音乐家喜多郎的音乐。"是喜多郎，我最喜欢的音乐家之一。"我说。"《天与地》(*Heaven and Earth*)。"他面无表情地说。"知道，我还看过这个电影好几遍。"我难掩自己的惊喜。这是一个嫁给美国兵的越南姑娘在两种文化的碰撞中灵魂失落的悲剧影片。"我没看过电影，但我喜欢这个音乐。"他的声音多了些活力。

所有组员围坐一圈，我想请大家静坐聆听肢体的感觉，找到感觉不适部位后的情感压力。有的患者说颈部酸痛、肩部肌肉紧张，内心的压力是工作责任、感觉跟不上现代技术；有的患者说心口堵塞、疼痛，内心压力来自与妻子的离异；帕特里克用很轻的声音说，他躯体感觉是浑身麻木、胸口紧缩，他的内心压力是对人生意义的困惑感、孤独感、恐惧感。想到帕特里克几次企图自杀，联系到他爱听的音乐，我感觉他的灵魂在天堂与世间徘徊、挣扎，寻找自己的所属。我建议借用他喜爱的音乐，选择从喜多郎的《丝绸之路》(*Silk Road*)开始，他欣然同意。

在缓慢优美的旋律中，我引导大家做肢体的各部分放松运动和自我的身心交流。我让大家开始结对舞动，用肢体相互表达。首先做同意支持的表达，甲方做一个动作，乙方认真看完，马上做同样的动作来呼应。然后互换角色，乙方动作，甲方做同意的呼应。我用这种方法使每人都有机会向他人表达，有机会得到对方无条件的理解和支持。随从方在关注、倾听、模仿他人的肢体语言时，会不自觉地走出自己封闭的世界。然后，我让他们做异议舞动。甲方做出动作表达，乙方用完全不同的动作或姿态呼应，再交换。我用这样的方法激发个人的自我意识、抗争意识、创造意识。然后向伙伴告别，寻找新的伙伴，进行同样的同意与异议的表达动作。

帕特里克的舞动伙伴开始是强壮彪悍的 25 岁黑人小伙大卫，他与帕特里克的动作素质相反，多带重量、力度、爆发性的动作，这对帕特里克是个积极挑战和推动。他努力做了，像在给一个氢气球拴上石头。轮到帕特里克做发起动作时，他全身和脚跟一起从地面拔起，像迈克尔·杰克逊的太空步，大卫很费劲地模仿。大卫学得拙劣，他俩都忍不住放声大笑起来，在地上打起滚。我第一次看到帕特里克露齿，雪白整齐的牙齿，看到他开怀的样子，我深深地松了一口气，他终于回到地面，回到人世间。之后，他又先后与 25 岁的南美人多拉、21 岁有着亚裔血统的埃德姆做舞动交流。多拉的动作奔放，充满强烈的节奏感和进取性；埃德姆的动作多变化、多旋转、多跳跃。帕特里克在他们的刺激带动下，发挥出自己的正能量，他竟然是一个出色的舞者。他复杂的内心世界在复杂的肢体运动中不断得以展示、倾诉，以不同的运动空间、力度、时间的风格进行亲密个体的肢体对话，使帕特里克渐渐从自我的死亡执迷念头中摆脱出来。

所有组员重新围坐一圈，每人用词语表达舞动交流后的感觉，并做出相应的躯体动作，身心合一的表达。有的人表达"希望与自信"，有的人表达"理解与支持"，有的人表达"快乐与放松"。帕特里克做了一连串动作，踮脚、双臂向上伸起、蹲下、双臂向左右展开、旋转、立正、双手握拳，他想表达"天上、人间、活着。"他的声音不高但有活力，有力度，有了腹腔之音，他像在给自己一个允诺。

总结治疗目标

1. 通过舞动激发正能量以及对生活的希望和动力。

2. 使用力度与空间动作发展自我价值意识。

3. 通过与他人的交流舞动，增强社会支持力。

治疗手段

1. 肢体各部位逐步放松与自我接受动作。

2. 姓名及自我表现的舞蹈和动作。

3. 输入积极意识的词汇舞蹈和动作。

4. 镜像及交流舞动促进情绪改变。

5. 音乐的选用，也可加入群体击鼓。

强迫症的诊断与治疗

美国最新的《精神病诊断手册》(第五版)把强迫症从焦虑症类型中单独划分出来，作为独立的类型。强迫症的症状表现为痴迷性思维、强迫性行为，或两种同时具有。

强迫症的症状包括痴迷观念和强迫行为。痴迷观念主要表现为不由自主地重复，持续不必要的、几乎没有任何意义的想法、图像记忆或冲动。当你试图想或做其他事情时，这些走火入魔的念头通常侵入干扰。强迫行为表现为强迫性重复行为，感觉驱动执行。譬如，返回到某场地查看，这类行为重复一遍又一遍。当觉得有强迫痴迷思想时，便遵循一定的规则或仪式帮助控制焦虑。强迫观念往往有他们的主题，如担心污染、极端的或可怕的冲动、重复的色情图片或想法。

痴迷的症状和体征

1. 恐惧通过握手或通过触摸物体染上别人的污浊或病毒。

2. 质疑已经锁上了门或关掉炉火。

3. 在一宗交通意外伤害了某人的思想。

4. 当事物以不规则、无序的方式排列，或呈现不一致的方向，便会产生巨大压力。

5. 自己伤害自己的孩子的想象。

6. 在不适当的情况下说脏话的冲动。

7. 避免可以触发走火入魔的处境，如握手。

8. 在脑海重播色情图片。

常见的病态强迫行为

1. 不停地洗涤和清洁。

2. 苛刻地计数、检查、确认。

3. 重复执行相同的动作，一板一眼。

4. 反复检查门，以确保它们锁定。

5. 反复检查炉子，以确保已关闭。

6. 按某种模式计数。

7. 用同样的方式摆放罐头、毛巾等。

强迫症状和体征

1. 洗手，直到皮肤变得光亮、发红甚至干裂，有些患者因经常洗手产生皮炎。

2. 掐剥皮肤，有些患者的皮肤因不停掐剥而受到损害。

3. 拔头发，有些患者因不停拔头发而导致局部秃顶。

强迫症状的严重程度通常是逐渐发展起来的，当遇到更多压力时，症状会恶化。强迫症会被认为是一种终身疾病。

治疗手段

医院的焦虑症和强迫症治疗中心以行为认知治疗理论为主导，使用暴露治疗法，让患者面对自己的恐惧，迎难而上，而不是以回避放松练习为治疗方式。

舞动治疗配合相应的暴露疗法，归纳如下：

1. 通过夸张的象征性肢体动作向心理的紧张状态挑战。

2. 通过传导物体的运用激发动作的启动性，从而打破大脑神经布局的程序。

3. 两极动作及协调动作以促进思维的灵活性和行为的新模式。

4. 与他人协调交流及对抗、挑战性舞动以增强自我表现及交流能力，走出自我禁锢。

5. 假设引起恐惧的特定环境，通过模拟探险运动，建立新的思维和行为习惯。

实践与案例

这是一个焦虑症和强迫症舞动治疗小组，年轻人患者占大多数。

斯盖尔，女，28岁。害怕病菌，什么东西都不敢碰，不停地洗手，导致手部的皮肤红肿。还常用消毒剂或消毒巾擦洗自己的衣裤，认为沾到了病菌。她身体紧缩，使用空间极小。她害怕一旦她碰到了病菌，那么别人到了她碰过的地方也会染上病菌。

克利夫，男，19岁，大学二年级学生。每天脑子里要过很多程序，每做一个动作都要等半天，等脑子里的程序完成，如果不完成这些程序，他感觉自己就会出事。所以总是待在那里好一阵，再做下一个动作。早上的穿衣、梳洗、吃饭常常花上两三个小时。转换动作时，他都要在脑子里进行仪式活动，因此，他像上了发条的机器人。

马克，男，23岁。他很难完成手里的工作，总是做了一遍又一遍，不停修改，无法结束。肛门拧扭，钻挤节奏。

玛丽莲，女，25岁。脑子里总是不停泛起色情的念头，又因此负有罪恶感，觉得要遭到惩罚。为此昼夜难眠，处在惶惶不安中。

路易斯，男，32岁。害怕洗衣剂对皮肤的毒害，所有的衣服只穿新的。脏了便扔掉，从不洗过再穿，也不送洗衣店。工作的收入不容许这样的开销，很是苦恼。

芭比拉，女，30岁。总担心自己会像电影里的杀人犯一样去谋杀他人，譬如把人推到火车轮下。为此常常紧张到浑身颤抖。

斯蒂文，男，32岁。在家里堆积文件、杂志，堆得人都无处下脚，他还是忍不住收集。他患有囤积症，这是一种特殊的、与强迫症相关的病症。

我每星期给他们做一次舞动治疗。青年人的一大人生主题就是自我确认，强迫症往往把他们拖入泥潭，使他们不能自拔。他们认为强迫症就是自己的身份确认，越想去掉症状，症状反而更严重。

我在治疗时经常使用的主题和手段如下。

1. 拨开由病态造成的外在症状，找到本真的自我。我让每人讲述自己一生中最得意的故事，然后做自我介绍，从姓名到喜爱的色彩，到理想、特长等，用创造性的动作或舞蹈表现出来，让本真的自我成为内心的主导启动力。

2. 打破原有的思维线路布局与行动习惯。通过对自我肢体动作模式的认知，有意识地从躯体姿态、动作空间、节奏、力度和张力流动方面做相反的舞动。譬如，动作空间狭小、走向目标集中、肢体僵硬的患者，就多做空间扩张、无目标的、自由漂流的舞动。

3. 增强大脑的适应变化能力。通过小组的运动游戏，传递不同颜色的沙包或小球，形成一种传递模式，待全组成员都适应熟悉了这种传递模式后，改成新的模式，再适应，再改变，并在一种模式的行进中突然转换模式。这种大脑挑战性游戏引起年轻人极大的兴趣，在玩乐中得到治疗。

4. 象征性探险尝试，增强走出旧格局的勇气和自信。用传导物或他人作为病态症结的象征，设置现存的心理位置，然后进行躯体对话运动，从而改变彼此的位置。许多年轻的患者开始很矜持、紧张，但很快，年轻人的荷尔蒙在运动中被调动起来，他们变得活跃、有创造性，常常用笑声冲破阴暗。

在小组相互传递的舞动过程里，年轻的克利夫暴露出问题。每位组员都会轮流领队做动作，每次轮到他时，大家都要等他半天。他只要动起来了，动作都很灵活协调，就是启动十分困难。他必须在大脑里过一道强迫性的仪式程序。每换一个动作题目，他都要让全组停滞好一会。

我给他做单独治疗，共做了三个阶段的治疗。

第一个阶段的治疗，我让他从橱柜里拿体操垫，他便面对柜橱呆站了好一会儿。预热动作开始，他看着我，又要站在那里开始在脑子里过他的仪式程序。这个时候他的眼睛望着你，但并没有真正看着你，他在自己的世界里，呆呆地沉迷了好一会，才开始动弹。我要进行干预，使他的大脑没有过仪式程序的机会。我不停地将一颗篮球传给他，他必须马上接球，然后扔给我，我引着他满场跑起来。他一旦忘了脑子里的程序，动作就轻松灵活起来，像变了一个人，其实应该说还原了他本来的样子。我们舞动了好一会儿，我让他坐下，我们面对面坐在各自的体操垫上。我们一边传球一边互相提问、回答。在对答交流中我了解到，他的理想是进医学院，当一名外科医生。他在高中时学习很好，到了大学后患上强迫症，暂时停学，他很苦恼。他在一个信仰宗教的家庭长大，祖父母、父母都是忠诚的教徒，他从小就参加教会的各种仪式。他不是很乐意，他的祖母吓唬他如果不做这些仪式就会遭受灾难，在他的潜意识里埋下了这种恐惧。上大学后没时间去教堂，他不断感到内疚和恐惧，开始每天自己做仪式，越做越多，无法放弃。自己知道很荒唐，但止不住。我们一边滚动篮球一边交谈，我把话题引向他自己的兴趣、梦想、特长、追求、爱情、家庭。他的身体放松了，表情放松了。放回体操垫子时，他仍站在那里面对柜橱，待在那里。我说时间到了快去吃饭，他的身子前驱了一下，但仍不做动作，不过他呆立的时间稍短了些。

第二个阶段的治疗，我放起摇滚音乐，我们开始做镜像舞动。他当动者我当镜子时，我用集中精力的、充满同情的目光交流和肢体反射与他对应，他的动作完全是由意识控制的、指导性的、有规有矩的。我的尽心模仿使他看到自己，使他感到被呼应、被理解，感到有兴致，他矜持紧张的面容显出笑意。在那个时刻，他的肢体和情绪把他从思维的牢笼中解脱出来。我当动者他当镜子时，我有意加进空间各个角度的扩张，节奏快速、变化多端的动作，他努力模仿我的动作，他学得很快，出乎我的意料。新的动作模式为他改变或重建大脑线路图提供可行性。走出治疗室时，他又习惯性地待在那里。我本想催他启动，但我没有，我模仿他，也待在那里，他从我的动作看到自己的影子，有了触动，注意力转换了，他启动了脚步。

第三个阶段的治疗，我加大变化程度，从躺在地面上的动作开始。他习惯性地呆站在那里，大脑运作仪式程序，我对上他的目光，慢慢坐下，他犹豫片刻，尴尬地笑笑，很快坐下了。我先让他做脚跟着地、带动全身、从脊椎到颈椎的摇晃，以松弛中枢神经，疏通脊柱核心的大门。他几乎完全失去肢体的自然本能，他的躯干完全与肢体的其他部位脱离，带动不起来。我就让他像婴儿一样两脚落地，以臀部为支撑带动躯干和头部摇晃，他机械式地蠕动。我领他做了芭田妮芙的基本训练，以连接肢体的各部位，左右、上下、交叉，以刺激大脑左右叶的交流，以及身心从里到外，从外到里的连接。然后坐起运动，伸展、拉伸到起立，全场跳跃、奔跑。在这期间，他似乎忘记了仪式程序，在变换过程中没有停滞。

我常给患者布置如下家庭作业。

1. 设计五个与自己动作模式相反的体操。譬如：纵向直线动作为主导模式的患者，多做横向扩展和扭身动作；快节奏患者，多做缓慢造型；右手习惯者，多做左臂动作，等等。每天做 5 次，每次 5 分钟。

2. 选择一项自己不熟悉的活动，加进自己的日常生活程序，10 ～ 15 分钟。譬如，用不顺的手绘画、写日记；学习做菜；养殖花卉；练瑜伽；弹吉他，等等。

　　强迫症的治疗是一个长期的大脑神经系统的改编工作，以新的动作，新的行动，刺激新的大脑皮层，以改变原有设定的大脑神经电路程序。

双相情绪障碍症的诊断与治疗

　　双相，亦指两极，即指狂躁及抑郁两种对立的极端情绪。双相情绪障碍是一个复杂的疾病，该疾病有许多不同的症状和几种不同的类型，其病症的主要症状是戏剧性的和不可预知的情绪波动。

症状

各种类型的躁郁症范围从轻微到严重，主要有以下症状。

1. 双相症状。双相情感障碍的主要症状是剧烈的和不可预知的情绪波动。
2. 狂躁症状。狂躁症状可能包括过度的幸福、兴奋、易怒、烦躁不安、睡眠需求减少、多而快的思维、高性欲，试图做出宏伟而无法实现的计划。
3. 抑郁症状。抑郁症状可能包括悲伤、焦虑、烦躁、精力丧失、无法控制的哭泣、食欲改变造成体重减轻或增加、增加睡眠的需要，做任何决定都有困难，而且有自杀的念头。

类型

双相类型分为几种类型的躁郁症，根据涉及抑郁症状和躁狂症状发作的程度而定，它们包括双极 I 型、双极 II 型、循环障碍型、混合双极型和快速循环型。

1. 双相 I 型。在双相 I 型的患者的生活中至少有一次躁狂发作。犯病伴随一段异常兴

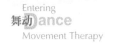

奋的心情，伴随着扰乱生活的异常行为。

2. 双相Ⅱ型。双相Ⅱ型类似于双极Ⅰ型，在情绪高低之间循环一段时间。然而，在第二双极性障碍中"向上"的情绪永远达不到完全的狂热。

3. 快速循环型。患狂躁郁循环型的患者一般在一年内经历四个或更多躁狂发作或抑郁的跌落。10%～20%的双相情绪障碍症患者是快速循环类型。

4. 混合双极型。大多数形式的躁郁症，情绪升高和沮丧之间的交替有一段时间。但混合躁郁症患者同时或快速连续经历两个极端情绪，躁狂和抑郁的摆动几乎在片刻之间。

5. 循环障碍型。循环障碍型是一种相对温和的两极情绪病症。总的来看，此类病症的患者，其狂躁与抑郁的程度都较轻。

并发症

双相情绪障碍的并发症有自伤症，通常指切割、自残等自我伤害的行为，企图以自我的躯体伤害来压倒难以克服的消极情绪，如极度愤怒、焦虑和沮丧。它通常是重复性的，而不是一次性行为。

1. 双相症警告标志。当一个人的疾病遵循经典模式，诊断躁郁症是比较容易的。但躁郁症可以是隐秘的，难以依照狂躁抑郁的表现序列而预期。

2. 紧急情况及预防自杀。在双相情绪障碍和躁郁症的患者中，自杀是一个非常现实的风险，无论他们是在躁狂还是抑郁发作期。10%~15%患有躁郁症的患者有自杀倾向，但治疗可以大大降低这个风险。

双相症多是遗传基因造成的，药物治疗甚为重要。心理、社会、工作、家庭问题也会给予很大的影响。青年人中的两极情绪障碍症患者表现甚为突出，因为在这个人生阶段，对自我确认的强烈追求，荷尔蒙的旺盛，来自爱情、婚姻、家庭、事业的矛盾和压力，都会成为情绪平衡的挑战。舞蹈运动治疗对这类病症的主要治疗目标是引导患者将自己的肢体作为情绪调剂和平衡的工具。

实践与案例

我同时给两个患者做单独治疗。

第一位是玛丽达斯。

女，32岁，白人，单身，双相情绪障碍症Ⅰ型，兼有强迫症与焦虑症。狂躁期时，她整天情绪高昂，告诉邻居、朋友自己的经济状况良好，根本不需要接受帮助，向他人宣扬自己的超现实计划，很少睡觉，不停地找人说话，与不同的男性发生亲密关系，许多狂妄念头在脑子里出现，坐立不安，跃跃欲试，但没有一件事是可以落实的。两三个月后，她的身心俱疲，陷入抑郁，如行尸走肉，毫无生气，对自己的失望、绝望、悲观导致焦虑症，强迫症也一并加重，害怕病菌，不敢社交，孤僻，自我封闭。

下面是对玛丽达斯的肢体动作模式解析。

1. 肢体模式

（1）面部

- 目光：游离，多眨眼，眼珠多转动。
- 呼吸：呼吸是吞咽与紧闭的交错，说话有些吞吞吐吐、断断续续。有时嘴张着，话说出不来。
- 表情：脸上总带着夸张的露齿笑容，但面部肌肉很紧张，使得笑容像带了哭相。

（2）肢体

- 活跃与启动：四肢活跃，动作富于协调性，躯体主干柔软，没有支撑力与核心力。臂多是全身的启动部位，常用手臂帮助表达。但手部多表现为紧张的多动。腿部也常出现不安的抖动症状。
- 僵硬与分裂：肩部和臀部僵硬，面部表情丰富复杂，但头部和脖颈十分僵硬。脊背极度僵硬紧张，常有背疼状况。我与她的接触正是从她的慢性背痛、颈痛、头痛开始的。其分裂表现在头部与躯体，前胸与脊背。

2. 动作模式

（1）努力

- 空间使用：无目标作为主导，多处于犹豫彷徨状态。

- 力度使用：轻度为主导，严重缺乏重力，缺乏地心力。
- 时间使用：慢与沉迷为主导。
- 张力流动：自由流动主导与约束僵持主导的交替，缺乏中性的张力流动。

（2）造型

- 静止造型：拧扭站立，躯体总在来回扭摆中。
- 变化造型：雕刻型，被外界驱动较多。

（3）空间

- 平面使用：空间运用以横向平面为主导，轻易进入他人空间，轻易让他人进入自我的空间，垂直下坠为主导。
- 面积使用：抑郁的阶段多于狂躁阶段，空间运用一般较小，狂躁时，面积加大。

3. 节奏模式

停留在口腔与肛门阶段，以吮吸节奏与肛门拧扭节奏交错进行为主。严重缺乏尿道阶段的流畅性，内外生殖器阶段的摇曳、冲击性节奏。

4. 动作属性

- 沉溺型为主导，多在自我矛盾恐惧疼痛中挣扎。
- 收缩型为主导，经常处于自卑、自责、羞辱、封闭的状态。偶尔在狂躁期会产生不切实际的狂想，向外界伸延、扩张。
- 撤退型为主导，害怕病菌，焦虑，缺乏自信。
- 减速型为主导，大多时处于犹豫，缓慢以至静止。狂躁时速度加快，但很快水落下来。变化中缺乏过渡。

我与玛丽达斯有长期的治疗关系，她说舞动治疗在她身上疗效显著。玛丽达斯的治疗过程与其他双相症患者一样，都面临着难以把握的极端情绪。大多数情况下，她来见治疗师是在情绪低落阶段。情绪灰暗、抑郁，穿着无色彩的服装，不注重打扮，她的狂躁期的表现多是自诉出来的。这类患者在狂躁期感觉会非常好，不认为自己有病，抑郁时才去看医生。

第二位是安娜。

女，25岁，亚裔，已婚。患有混合双极型躁郁症，兼有暴食、贪食、禁食综合征。她和玛丽达斯表现不同，穿着时髦性感，浓妆艳抹。在小组里时而大声喧哗，积极活跃，似乎朝气蓬勃，给他人以说教；时而阴云满面，泪水不止。她的肢体动作模式是大幅度的、横面积的，爆发式与摇曳的节奏交错。爱说话，胸部和喉部启动。内心和躯体存在极度矛盾，从小肥胖，母亲常让她赤裸对着镜子并羞辱她。她表面对人乐呵呵，内心极其自卑，用狂乐掩饰自己的悲观。结婚后，丈夫有了外遇，她把一切归于自己太胖，开始禁食、贪食、过激锻炼，三个月减掉了 38 千克，不停买时髦服装，关注穿着打扮，每天穿着不同风格的服饰。

两个患者都是年轻女子。前者失去了长期工作的能力，偶尔给人看孩子；后者智商颇高，在一家服装店做经理。对玛丽达斯多做胸部、躯体主干的启动和各肢体的交流连接工作；给安娜多进行静止、内向、收缩的肢体运作干预。

给两人的两极情绪障碍的治疗共通之处如下。

1. 深呼吸。身心觉知的静坐练习，让患者随时了解自己的情绪状态以及变化趋势，自觉做出预防措施。

2. 两极动作。让患者的肢体熟悉两极运动的相反和对立，譬如扩大–缩小、上升–下降、快跳–慢走、前进–后退等，从而不断地增强自我调整的能力。

3. 转换动作过程。双相症患者的困难不是从一个极端到另一个极端的变换，而是两极中间的变换调节的过程，她们缺乏过渡和中立。东方太极式的舞动是对她们颇为有效的干预手法，但患者往往没有耐心做这些程式套路。我从她们自身的自发两极动作起步，拉长、加重、重复其变化过程，她们在变化过程中观察自己的呼吸、动作细节、节奏及每一次变动的感受。这样使自己的躯体熟悉适中的习惯以及控制突变的能力。

4. 静止的地心力训练。像中国的站桩、印度的瑜伽都是很好的方式。但不能像训练学生那样来训练患者，要根据患者的接受程度和躯体运动特点对其进行启发式的训练，最好让患者自己设计每天的躯体站立姿势。我建议从设计五个姿势开始，每个姿势站立一分钟，每天做三次，站立时一定要保持全身的深呼吸。这样，患者的躯体逐渐建立，从而使躯体增加承受力、自控力及平衡能力。

在临床中，双相情绪障碍症是很复杂的病症，对治疗师来说极具挑战性，要因人因时采取治疗干预。舞动治疗师一定要有自己的躯体感受能力，拿出及时的舞动干预措施。很重要的是，我们要帮助患者增强自我躯体的感知能力，能够对情绪变化的前兆物理信号做出迅速反应。譬如，有人会感到身体某部位的僵硬，有人会感到面部发热，有人会尿频，有人会不自觉地抖腿等。及时针对这些物理现象做出相应的舞动自愈参与。譬如，一次，我在去往飞机场的出租车上接到一个双相症患者的紧急电话，她说她突然感到胸部发紧，欲哭无泪，无所依靠，不知所措。我建议她躺到地上，张开双臂，让地面支持其全身，让呼吸松开胸部，慢慢活动躯体的每个部分。她照做了，泪流了出来，情绪渐渐稳定下来。她后来告诉我，每次她出现这种感觉，就马上做这一系列的动作，很有帮助。

张力流动的不平衡双相情绪障碍症最突出的肢体动作特征。这些患者缺乏自我调整的能力。图 11-1 至图 11-19 是以张力流动为焦点的肢体语汇扩展图解，如约束、控制性流动、自由流动等，分别展示了张力流动的不同变化使用，这些动作自如过渡和调整表现了一个具有表达能力的健康肢体。

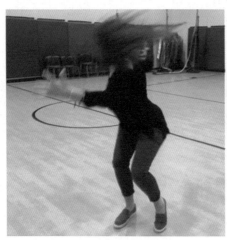

图 11-1　横向旋转甩动——自由

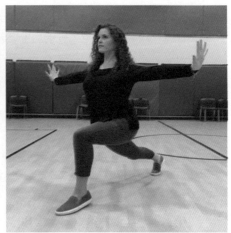

图 11-2　纵横向强力度——约束

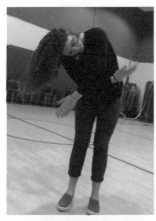
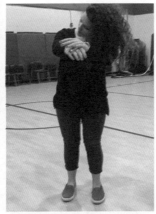
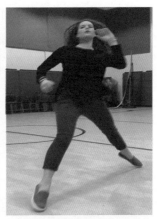

图 11-3　交叉甩动——自由　　　图 11-4　前后甩动——自由　　　图 11-5　向前跨跃——控制性

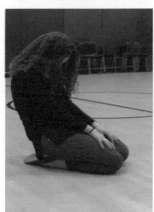
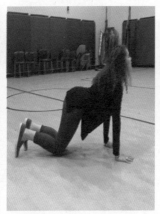
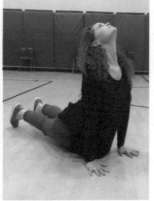

图 11-6　后缩——约束　　　　　图 11-7　向前——控制性　　　　图 11-8　向上——自由

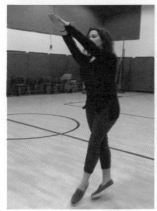
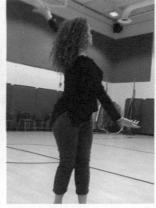
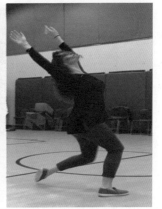

图 11-9　合并——约束　　　　　图 11-10　向上扭转——控制性　　图 11-11　向前向上——自由

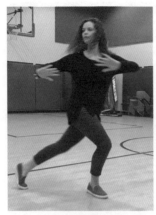
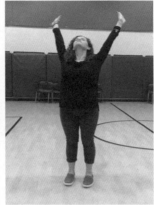
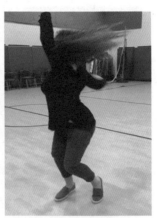

图 11-12　纵横向扭转——约束　　图 11-13　向后扩展——控制性　　图 11-14　横竖向甩动——自由

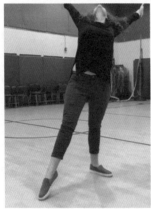
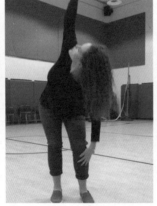
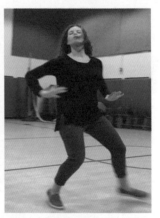

图 11-15　向上向后舒展——自由　　图 11-16　向上侧扭——控制性　　图 11-17　向下按压——约束

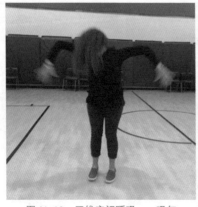
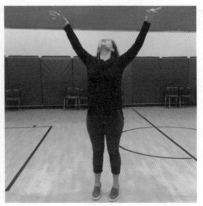

图 11-18　三维空间呼吸——吸气　　图 11-19　三维空间呼吸——出气

这个训练对抑郁症患者、焦虑症患者，尤其双相情绪障碍症患者极为有利，这里最后强调了三维空间呼吸的训练。健康的呼吸模式帮助情绪急剧摆动缓冲下来，有个过渡，患者可以在过渡中用肢体调整自己，以达到逐渐的稳定。

精神分裂症的诊断与治疗

精神分裂症是一种极端行为的精神疾病，尽管药物治疗是十分必要的，但舞动治疗同样是极好的疗愈手段。第一部分提到过，舞动治疗就是舞蹈家蔡斯在医院与战争创伤造成的精神分裂患者舞蹈开始的。

症状

精神分裂症的症状通常分为以下两类。

1. 阳性症状。感觉或行为通常是与当下现实脱离的。例如：认为或者妄想别人说的话不是真实的；产生幻觉，认为自己通过听觉、视觉、味觉、感觉、嗅觉接触到别人没有经历过的事情；混乱的言语和行为。
2. 阴性症状。对通常存在的事物缺乏感情或行动反应。例如：失去对日常生活的兴趣，如不爱洗澡、梳理或穿衣服；与其他人失去联系；冷漠，缺乏感情或情绪；在某些情况下，有小情绪或不恰当的感情表现；几乎没有体验到快感的能力。

精神分裂症对患者的影响不同，症状也因人而异。有些人可能有许多症状，而有些人可能只有几个症状。男性通常在十几岁或二十出头开始被诊断患有精神分裂症，女性精神分裂症患者通常在二十多岁到三十出头为发病期。

干预

舞动治疗的临床实践的干预技术与注意要点如下。

1. 着重肢体各部位的预热动作。这类患者的主要症状是与现实的脱离，心灵与躯体的严重分裂，把他们从幻觉引入现实的最好办法是让他们感知自己的肢体，动作治

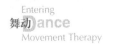

疗着重于简单的肢体各部分的预热活动，从手指到手腕，从胳膊肘到肩胛，从头部、面部到颈部，从前胸到后背，从腹部到臀部，从大腿到小腿，从脚腕到脚趾。给他们的预热动作要十分具体，而且是逐步的。在动作过程中，观察患者的注意力，引导他们说出对肢体每一部分的感觉。

2. 加强地心力动作引导，使用肢体雕塑造型。精神分裂症患者因幻觉与现实脱离，动作模式多是轻飘的、缺乏地心力的。在舞动治疗过程中，应注意加强患者脚部、腿部的动作，以增加他们对脚下地面的真实感受。用肢体做雕塑造型是一种很好的方式，让患者做出某种情感的动作造型，譬如高兴、难过、愤怒，等等，这样，他们就可以脚踏实地地表达情绪。

3. 动作引导要明确、具体、简单，不要太抽象、太复杂、太多变。用具象的动作词汇，如推、拉、伸、甩等的引导是比较合适的干预方法；说出自己的名字并同时配合动作表达，也是适宜的干预手段。选用背景音乐时，注意不要选太刺激、太激烈的。

实践与案例

这是我在上学实习时的经历。

舞动小组里有一位40岁左右的男性患者马克，他的肢体很活跃，动作突然，四处张望，游离不定。导师告诉我，他很少参与到治疗小组中来，总是在自己的空间里走来走去，然后离开治疗室。我的舞动治疗组是他唯一能活跃参加始终的。我当时很兴奋，播放节奏强烈的摇滚音乐来刺激舞动。结果这位患者舞动得太兴奋，又从现实进入幻觉世界，突然把自己的衣裤全都脱了下来。工作人员马上把他移出治疗组。我意识到这个舞动激发干预的错误，因为治疗精神分裂患者与一般性抑郁焦虑症患者很不同。后来我与马克做了单独治疗，用稳定节奏平和的音乐，以有力度的腿脚动作开始，躯体的稳定性姿势，平和、简单、具体的上肢动作交流，马克回到现实，他向我述说了自己的故事。他是一名软件工程师，有自己的专利发明，事业很成功，恋爱的挫折使他失控，严重抑郁，企图自杀，以致精神分裂。

4. 使用传导物。这类患者因妄想，对他人易猜疑、不信任。表现在行动上，多有孤僻、封闭式动作模式、躲避、后缩、空间狭小、自己发呆痴想。舞动治疗让患者走出自闭的、妄想的空间，增加与他人交流的机会，能帮助患者建立真实感、信任感。使用舞动传导物很适合这类患者，通过接触传导物，一方面，直接启示患者对现实的肢体感官意识；另一方面，传导物（如拍球或扔球）可以帮助患者在无意识中展开动作空间；最终，传导物可以帮助患者减轻顾虑，使其不太会感到与他人直接面对的威胁，在传导物的传递玩耍中，产生与他人目光交流、口头表达，以达到情感交融、分享快乐的境界。

实践与案例

在精神分裂科实习时，我还遇到丽达，她是一位 60 多岁的白种人，高挑消瘦。她眼光游离或直射；呼吸急促呼出式，少见吸气，限制在胸部；表情眉宇紧缩，总在愤怒之中；所有的肢体都很僵硬。

丽达从不参加小组治疗活动，总是一人在过道里走来走去，嘴里叨叨地在和谁说话。我试图和她打招呼，迎面向她招手问候。她瞪我一眼，嘴里凶凶地蹦出"鸡蛋芙蓉！春卷！"脸上现出仇恨的表情。那些是中国餐的名字，显然她猜出我可能来自中国。难道她是种族歧视者？我心里一紧，没敢走近。我记住导师的话，做一名治疗师，在治疗中不能把个人的思想评判带进来，更不能把自己的情感带进来。做一名舞动治疗师，不要把注意力集中在说什么，而是怎么说。丽达生活在一个自造的愤怒世界里。我向实习导师要求与丽达做单独治疗。"注意安全，随时呼叫求助。"导师同意了。

我和丽达在一张方桌前面对面坐着，她的表情木木的、躯体直直的，但没有露出之前的仇视目光。我把一个小球放在桌子上，向她推送过去，她注意到了，接住球，并又向我推过来，推来推去，她的目光与我的碰撞了，交流了，她的面部露出笑意。我们开始友好地互相介绍。一边推送小球，一边对我倾诉，她告诉我，她喜欢吃中国餐，想去中国旅游。

5. 注意帮助减轻药物副作用造成的肢体僵硬。精神分裂症必须用药物，但这类药物

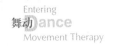

都会产生副作用，使患者发胖，举止僵硬，动作反应转换迟缓，动作表现机械化。有的会出现口舌干燥、轻微的嘴唇或手指颤动。舞动治疗帮助患者活动关节，肢体扭转运动，增强动作的交叉性、协调性和灵活性。

实践与案例

　　我治疗过一位从中国大陆来的患者——梅玲，她32岁，来自中国天津，患有精神分裂症。她拒绝吃喝，认为丈夫要毒害她。她拒绝洗澡，认为有人在洗澡间装摄像头监视她、要谋害她。她每天面壁而坐，念没人能懂的"神语"。她拒绝住院接受药物治疗，病情日益加重。她认为自己的丈夫是假冒的，她的真丈夫是美国总统，她自己是超人之上的天神，美国总统在她的肚子里。大概因为我也来自中国，我们的肤色相近，或者我作为舞动治疗师，通过肢体语言与人沟通的素质，她只让我与她接近，她把我当作她的随身侍从。依据美国法律，我们不能强迫她治疗，她丈夫和医院向法庭上诉，通过双方律师争辩，历经一个月、两次审判团的决议和法庭判决，强制梅玲在美国住院并用药物治疗。两天后，梅玲回到了现实，但她与健康还差距很远。因她的英语口语不好，她不愿参加小组治疗，我成为她的单独治疗师。

　　梅玲的肢体动作轮廓及心理行为分析如下。

　　1. 肢体

- 眼光：无神空洞，发直，发呆。

- 表情：呆板，苍白，面部消瘦、缺乏营养。

- 呼吸：肤浅，发音微弱。

- 部位：躯干瘦小，头部、颈部、躯体主干极为僵硬；两手总是握在一起放在腹部；启动多是末梢——手和脚；四肢也颇为僵硬，动作甚少。

　　2. 努力

- 方向：因内在强烈的富有逻辑性的妄想思维和幻觉，虽没有外在的明确目标，但导致内向的目标性动作即躯体向内紧缩，拒绝与外部环境的交流；活动空间越来越小；平面运用多是起坐垂直面。

- 力度：轻飘、无力。

- 时间：缓慢、持恒，缺少变换。
- 流动：紧张约束、无自由流动。

3. 造型

- 静止：针尖型。
- 变化：直导辐射／放矢式，动作僵硬，没有弧形和旋转，一般只挥动小手臂。

4. 空间

- 平面：多用垂直平面，总是重复坐下和站立的动作。走动时也给人感觉是笔直的，没有横面或纵面的感觉意识。
- 幅度：面积使用很小，常常面壁盘坐。

5. 属性：沉溺，收缩，撤退，减速。

针对梅玲的治疗不像治疗其他患者那样，可以按照舞动治疗的常规程序进行。从幻觉和妄想中回到现实，她变得弱小无助，眼光是失落的。嘴唇发干，关节僵硬，手指略颤抖，感觉疲倦。我一边与她用中文交谈，一边领她做肢体活动，从面部肌肉到肢体每个部位的关节，进行节奏锻炼，扭转动作，相互模仿的交流动作。有时，我们面对面，传拍篮球，打开话匣子；有时，我们在健身房蹬着自行车聊天；有时，我们一边行走，一边甩手、伸展，一边倾诉内心。梅玲的面部开始有了委屈、伤心的表情。

梅玲五年前随丈夫陪读来到美国。在中国时，她丈夫出生在农村，是电子工程专业的大学毕业生，梅玲是大城市里长大的独生女，在机关工作。在婚姻关系上，她总是有胜丈夫一筹的社会优越感，社交圈以她为主。可是来到美国后，有了很大的变化。她的丈夫读完硕士后又攻读博士，她连读本科都读不下来。家里来访的朋友全都是丈夫的学友或高知人士。她感到寂寞、妒忌、自卑，没有亲戚朋友说话，于是她开始读某类宗教书籍，结果越读越自闭，脑子里制造了系统性的妄想和幻觉，以脱离现实来得到心理满足，她只有在妄想时才能有回到家乡的威风的感觉。

我们一边做各种活动、动作，一边交谈，我帮她接受变动的现实，重新树立自我价值感。我还推荐她参加社交活动，学会在现实生活中创造快乐，她的面色有了红晕。梅玲偶尔有笑意，甚至笑声。梅玲开始回到了正常生活，并找到了一份工作。可是，一年后，梅玲停止用药，病情复发。因为她的医疗保险费用已超出，她被送到政府公立医院，我没有机会再见到她。

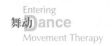

　　这个案例一方面提示我们学会如何进行精神分裂患者的治疗，另一方面告诉我们，许多精神分裂症是由于不及时治疗精神抑郁、精神障碍症而导致的。心理行为健康的概念应成为教育性的概念，普及到家庭。不要忽视年轻妻子的"撒泼发狂"或年轻丈夫的"寡言少语"，要及时治疗，要咨询专家。精神分裂症必须用药物治疗，不能自行停药。舞动本身可以改变并促进大脑的化学平衡，舞蹈和运动应该进入家庭生活结构中。

针对中年人的舞动治疗临床实践

最近的专家权威确定，45岁至65岁为中年人年龄段。这个年龄段，人体开始走向衰老，失去皮肤的弹性，脱发或出现白发，腹部开始积蓄脂肪，有氧功能减弱，快速运动时多喘气或呼吸困难，心跳的最大承受量降低，力度和灵活性减弱。更年期开始，妇女停经，生殖能力减弱直至消失，男人的性功能也开始减弱。这期间，开始面临家庭组合的变化，孩子离家上学，失业或加大的经济压力，失去父母或其他亲友等。

所谓"中年危机"，正是指此期间产生的失去平衡的精神状态，这是由生理环境和心理环境的变化造成的。

本章以焦虑症（Anxiety Disorder）、酗酒成瘾症（Alcohol Abuse and Addiction Disorder）及创伤后应激障碍症（Post Traumatic Disorder）这三种病症为着眼点，来讲述舞动治疗在这个年龄段患者的临床诊断和干预特点。

焦虑症的诊断与治疗

在这个节奏越来越快的现代社会里，焦虑症患者越来越多。焦虑症的主要种类有分离焦虑症、特定恐惧症、选择性缄默症、一般性焦虑症（General Anxiety Disorder）、社交焦虑（恐惧）症、广场恐惧症、恐慌症（Panic Disorder）等，下面以中年人的一般性焦虑症及恐慌症临床案例展开。

中年人患焦虑症很多，在 40 岁至 60 岁特定年龄段的人，事业上占据重要位置，家庭负担最重，孩子上大学，还有老人需要照顾，责任和压力会使他们喘不过气来。

一般性焦虑症

一般性焦虑症指连续六个月频繁出现担忧和紧张的情绪，并难以控制自己的担忧，且至少有以下几种症状：

- 焦躁不安，感觉被关在笼子里；
- 需要干扰才能入睡；
- 常常感到乏力、无精打采；
- 难以集中精力或者思维空白；
- 肌肉紧张；
- 焦虑和担忧导致无法进行正常的社交，无法参与工作和重要场合的活动。

恐慌症

恐慌症指常被突然性的、无预警的恐慌袭击，可以发生在任何时间段，甚至在睡眠中。一个人经历了惊恐发作可能会认为自己心脏病发作，死亡迫在眉睫，产生极端恐惧的感受。大多数患恐慌症的人会有以下症状：

- 心悸，心脏重击，心跳急速；
- 出汗；
- 身体发抖或战栗；
- 感觉呼吸不畅或窒息；

- 感觉喉腔阻塞；

- 胸部疼痛或不适；

- 恶心及腹部窘迫；

- 感觉晕眩，头重脚轻，站立不稳或者昏倒；

- 有发冷或发热的感觉；

- 有麻木或刺痛的感觉；

- 有超出现实和脱离自身的感觉；

- 对自己会失去控制或发疯的恐惧感；

- 濒临死亡的恐惧感。

惊恐发作总是短暂的，虽然一些症状可能会持续一段较长的时间，但高峰期持续时间一般不超过 10 分钟。当这种无预料的恐慌袭击重复出现，出现时有至少四种上述症状，并且在恐慌袭击后至少持续一个月，且担忧会再有恐慌袭击以至引起变态的躲避行为，这就是患有恐慌症了。

实践与案例

这是我在私人诊所经历的临床病例。

患者姓名：思班瑟；年龄：54 岁；性别：男；种族：非洲裔；学历：硕士研究生；职业：退役军人、政府官员；临床症状：突然喘不过气，心跳加速，好像心脏病突发；诊断：一般焦虑症加恐慌症；病理：无 。

一、思班瑟的肢体动作轮廓解析

1.肢体模式

（1）面部

- 呼吸：紧闭式（口吃）。

- 面部表情：平和而拘谨。

- 目光交流特点：直接式。

（2）肢体

- 活跃与启动：活跃部分几乎不见，多是末梢和下部大腿启动。

- 僵硬与分裂：躯干、头部、颈部、肩部、胸部、臀部极度紧张，头与躯干的分裂。他在做芭田妮芙的脚跟摇滚时，由于颈部的僵硬，隔绝头颅与躯干的联系，很难带动头部的点动。

2. 动作模式

（1）努力

- 方向：定向，有目标。
- 力度：沉重，有力。
- 时间：慢，持续性。
- 流动：约束，没有自由。

（2）造型

- 静止：墙壁式、军人式站立。
- 直接辐射式，军人做派。

（3）空间

- 平面：纵向平面为主。
- 面积：适中，很有躯体的界限感、分寸感。

3. 节奏模式

（1）口唇期：说话口吃，尤其紧张时。感觉口腔发展阶段的不顺，在吮吸与啮咬节奏间摇摆，哪一个节奏都似乎发育不全。

（2）肛门期的拧扭、收缩式节奏为主导，加之尿道阶段的启启停停式节奏，缺乏奔跑，畅流节奏。

（3）内在生殖器节奏：涌动节奏为主导，缺乏摇曳节奏。

（4）外在生殖器节奏：冲压性主导，缺乏跳跃和喷射。

4. 动作属性

（1）紧张预备战斗式，即缺乏松弛的沉迷，又缺乏战斗的冲刺的完成。

（2）收缩式，动作里一般没有扩张蔓延意图。

（3）给人感觉在既不进攻又不后撤之间。

（4）速度十分持续，既不加快也不减慢。

这是一个充满矛盾的躯体。

二、思班瑟的心理行为分析

思班瑟为人善良，事业成功，具有良好的家庭背景、优越的经济现状。但儿时被照顾他的大龄女孩猥亵造成创伤，少年时受种族歧视创伤，造成喉部、颈部、胸部、胯部的紧张。加之军人生活，长子责任，给肩部重压，严重缺乏自由流动，是责任型体魄。娶白人太太，小心谨慎地在白人圈里周旋，取悦他人，长期埋藏的愤怒、委屈的情感像地下的泥浆突然爆发，造成恐慌袭击。

1. 治疗目标

（1）学会 三维空间呼吸 ，能够应对或避免恐慌袭击。

（2）打开肢体记忆，探索恐慌根源。

（3）通过喉部、颈部、肩部、胸部放松，连接头部（理智）与心脏（情感），促进口头表达的流畅。

（4）通过从里到外的全身自由运动，内空间与外空间的和谐交流，发展躯体自我调节能力。

2. 治疗手段

大都是在治疗过程中应时即兴采用的。

（1）深呼吸，过程放松练习。

（2）节奏性舞动，增加吮吸节奏、摇曳节奏、流畅节奏练习。

（3）太极，气功式的运动操。

（4）催眠术，童年记忆追踪，找到恐慌根源。

（5）愤怒表达主题，力度和发声动作。

（6）角色扮演的表达练习。

（7）自由流动与空间扩展为主题的镜像动作。

（8）设计每日肢体运动练习作业。

三、治疗记录

下面是其中一个阶段的治疗记录。

我让思班瑟平躺在沙发上，闭上眼睛，有意识地放慢呼吸。我播放大脑 θ 频率（Theta Frequency）的音乐。这个频率对大脑电波在入睡前而言，是一种最放松的、进入潜意识的频率。第一步是让躯体的每一个部位放松，夸张的极度肌肉紧绷过后，猛然地皮筋发射般地松弛下来。然后，从头到脚把每一个肢体部位过滤一遍，聆听肢体的声音。在征求思班瑟同意后，我准备用催眠术进一步找寻焦虑的根源。我播放大脑 θ 频率的音乐，开始跟随这个频率，用缓慢的节奏、轻微的语调做催眠引导。

"让自己的身体躺舒适了，每一个部位都得到放松。放慢呼气，睁大双眼，找到天花板上的某一点，凝视不动，直到双眼感到酸痛疲乏，眼皮开始打颤、眨眼，让上眼皮渐渐放下，然后完全合上眼，深深呼气。"我指示他放松身体的每一部位，从脚趾、手指到四肢，从头部到面部器官，从脊背到臀部，从颈部、喉部，到胸部、腹部、胯部。然后我给出指示："你走到一个楼梯口，十级的台阶，你开始往下走，每往下走一步，你就进入更深一层的放松。从十到九，放松；从八到七，更放松，每一块肌肉都松弛了；六，更深；五，更深，每一根神经都松弛了；四，很深了；三，很深；二，每一细胞都松弛了，每一个分子都松弛了；一，你进入了最深层的放松地面。你面前有一扇门，门前的台阶上放了一把钥匙，你捡起钥匙，打开记忆的大门。你走了进去，这里有一个长长的躺椅，你走过去，躺在躺椅上，聆听你的躯体，细细聆听，注意到任何一个不舒适的部位，停留在这个不舒适的部位。如果你找到了这个部位，就把左手放到这个部位上。"我见他的左手放到了胸口，还是胸口。"好的，你给自己胸部一个许可，告诉它，它是安全的，可以向你的情感打开它的记忆、它的倾诉。如果你的胸口同意了，你便可以放下你的左手。"过了好一会儿，他的左手放松下来。我继续引导："你慢慢地从躺椅上起来，让胸口引导你走进它的记忆库，向前，10 年前、20 年前、父亲去世前、青年、少年、童年。"他突然胸口上下浮动，身体颤抖起来，沙发都跟着抖动。我的心口紧缩，感到刺痛。我的直感告诉我，思班瑟创伤的根源在这里，胸口的记忆打开了。"描述一下你所看见的。"我给他暗示。

他闭着眼，开始述说："我，大约 13 岁，晚上和一帮孩子在街口玩耍。路灯昏黄，一辆吉普车开过来，上边一帮高中生有说有笑，放着音乐，我闪到一旁，车从我身边开过，突然车里的一个人向我喊'黑鬼！'我还没反应过来，一个可乐瓶砸到了我的胸口。车呼地开过去，留下哈哈大笑声。"他的脸上出现深深的悲哀。

"描述一下你的感觉、举动。"我暗示，但他半天没有反应。"你回骂了吗？把愤怒的感觉告诉朋友、父母了吗？"我问道。

"没有。我说不出来，愣在那里，不知道说什么，只是觉得悲哀，噎得慌。"

"叫出来，喊出来，你可以把你的怒火发出来。"我进一步暗示。

"为什么？为什么？为什么？"他只是不停地说这一句话。

我感到自己心口紧缩，感到思班瑟的疼痛。一个刚步入少年、胸肌正跃跃凸起、开始青春梦幻的少年，却突遭袭击的心口疼痛、难言的痛楚。从 1 数到 10，我把他从潜意识的过去进行时引回清醒的现在进行时。他好像从地狱里走过一遭，头上冒着汗珠，喘着粗气。他平静下来，告诉我，他从没对任何人提起过此事，事后也不去想它。学习、参军、工作、结婚、组建家庭，从没想过这个插曲。把这个记忆埋藏在很深处，他以为自己都忘了。"没想到它会突然冒出来，至今还能感到那个可乐瓶砸在胸口的疼痛，不可思议。"他看着我，若有所思。

"躯体是情感的记忆库，不是大脑意识想忘就能忘掉的。"我引导他一起做发泄愤怒的运动，把积郁在胸部的情感彻底吼叫出来。"想象向你扔可乐瓶的人站在你面前，你想对他说什么？你可以尽情说出来。"

"为什么？为什么？为什么？"他仍沉浸在当时被袭击的惊吓中。过了一会儿，他缓过劲，看了我一眼，继续他的沉思，然后说："我说，你这样对我不公平，我没有惹你！""我说，我恨你，诅咒你的车开不多远就出车祸。""我说，种族歧视是人类的罪恶，你这样做是罪恶的，你会遭报应！""我说，如此仇恨、歧视，会把世界导入歧途！""我说，你这样做是愚昧、无知，也许在你长大成人后，会为自己过去的行为惭愧、羞耻！""我说，其实你这样做，是扭曲你自己，这种伤害只能让我更坚强、更善良，更努力实现这个世界的平等、友爱。我拒绝走仇恨的路，如果你认错，我会原谅你，原谅，我选择原谅！"他的声音逐渐增大，变得有力。

经过下一个治疗时，我们一边舞动一边表达，思班瑟的心理从创伤、压抑到表达、发泄，从悲哀到愤怒，从怨恨到原谅。原谅是彻底的放弃，彻底的放松。

我们继续肢体记忆的探索工作，接下来是关于咽喉的记忆。思班瑟在童年 7 岁时意外失去了他的表弟——一个亲密的小伙伴。他带表弟在杂货店玩耍，小表弟错吃了毒老鼠的药。从此，思班瑟常感到喉咙被堵。内疚、伤心，说话开始结巴。

往更深处，胯部的记忆涌上来。他在幼儿时，被一个十七八岁的看护人性骚扰，性侵犯。这个看护是家里的朋友，他没告诉任何人，吞咽了这个令他困惑、羞辱的秘密。"我以为自己早忘记了。"他意识到，他的躯体像是储蓄着情感记忆的火山。我们不断做从咽喉到胯部的深度肢体彻底释放运动，并且，让声音共同发泄，从启动于腹部的粗声呼出到大声吼叫。他感到了从未有过的轻松，结巴也减少了。

思班瑟连续跟我治疗近一年，从每周一次，到隔周一次，到每月一次，到需要时预约。他没有再经历恐慌袭击，几乎停止用药。

酗酒成瘾症的诊断与治疗

酗酒成瘾症是中年人中较常见的精神行为病症，这是指非正常的饮酒行为造成的身心损害发展到临床病态的严重程度。酒文化是中国传统文化之一。酗酒成瘾被作为心理行为病症治疗在中国好像较难推行。我也和一些国内咨询师交流过，充其量，他们也只是把酗酒行为看成一种坏习惯，而没有当作病症对待。

而美国的《精神疾病诊断手册》早已把酗酒成性列入物质相关成瘾症。

酗酒成瘾症的诊断：根据有以下症状，在 12 个月内如持续两种或两种以上的所列症状，便可诊断为酗酒成瘾病症。

1. 长期大量饮酒，其总量总是超过自己的预期。

2. 一直尝试减少酒量，但从未成功。

3. 频繁参加酒会，常去酒吧和任何具备饮酒机会的场合，并花费大量时间用于醒酒。

4. 有酒瘾或常有强烈的饮酒欲望。

5. 不断因饮酒在工作单位、学校或家庭做出失职或不当的行为。

6. 不顾因过度酗酒造成或加剧对社会性人际关系的损害，仍继续饮酒。

7. 因为酗酒而明显减少正常的社会和专业类的活动，以及其他娱乐活动。

8. 因长期酗酒造成生理毒害状态。

9. 明知饮酒对自己的身体和心理造成或加剧伤害，仍继续酗酒。

10. 酒精忍受力表现（具其一种）：

- 明显需要增加酒量来满足饮酒需要；
- 明显失去对饮入同样酒量的原有效果。

11. 酒精戒断现象：

- 停止饮酒时会出现植物神经性多动，譬如出汗、脉搏加快到一分钟 100 次以上、手抖、失眠、恶心或呕吐，在视觉、触觉或听觉上出现幻觉或妄想，出现精神运动性的烦躁、焦虑、全身强直或者痉挛；
- 需要药物来减轻酒精戒断症状。

造成饮酒障碍症的原因有很多，比如基因遗传、工作性质、生活习惯、家庭矛盾、历史创伤、社会压力以及抑郁焦虑等。中年人阶段往往是责任和压力最重的时期，酗酒往往是一种逃避手段。这类患者与其他类型病症患者一样因人而异，有各种不同的肢体动作表现形式，但也有共性，大致可分社交狂饮与孤独饮闷酒两种行为模式。

社交狂饮类患者喜欢张扬，大声喧哗，动作夸张，即使在没醉的时候也喜欢夸张性地说笑，处于寻求半醉亢奋的表现状态。因大脑长期被酒精操纵，他们对自我肢体的敏感度很差；其肢体严重缺乏地心力，多趋向于上飘，空间扩张，没有定向。他们往往用这种状态逃避自己内心的矛盾和真实情感。

对这类患者，舞动治疗着重于：

- 通过加强对自我肢体的真实感受，从而达到对内心真实的接触和交流；
- 体验强调感知的缓慢肢体动作，譬如深呼吸和安静的打坐，聆听自己的每个肢体部位和内心动态；
- 脚部动作，加强与地面连接的能力和肢体的平衡稳定意识；
- 太极式的运动和瑜伽功姿势，对这类患者而言是较好的锻炼方式。

孤独饮闷酒患者往往兼有抑郁症。他们的躯体总是下沉，寡言少语，面部表情呆板，动作多是封闭式的。

对这类患者，舞动治疗偏重于：

- 肢体的垂直向上动作，积极的正能量调动；

- 通过肢体动作的活跃促进语言表达，让愤怒、悲哀、惭愧、苦闷通过动作、肢体语言表达出来。常用由词汇引导的带主题的表达性舞动。

患有酗酒上瘾症的患者具有隐瞒、撒谎、遮掩、目光游离、躲避、行为动作不自然、肢体的拧扭、不安的摆动等共同行为特点。舞动治疗引导患者目光正视，核心启动，与同伴做肢体对话交流舞动。

酒精长期对身体的侵蚀使患者失去原本的自我，舞动治疗帮助患者有意识地使用运动排出身体和心灵的毒素，引导患者集中注意力用肢体舞动做自我本原素质的探索和自由想象，使身心回归自我，再建自我。

像其他上瘾病态行为一样，酗酒也是一种病态行为模式，改变习惯需要从重新设计大脑神经线路的布局开始。舞动治疗通过打破程序再建模式的舞动过程帮助患者建立新的健康行为习惯。

实践与案例

　　身为公司总经理的杰瑞是一名 56 岁的男性白人，患饮酒上瘾症兼双相情绪障碍症。他每次喝起酒便控制不住，一定要喝到酩酊大醉。从病历上了解到，杰瑞从急诊转到住院部，在住院部进行酒精排毒治疗后，被转到门诊部。经过小组舞动治疗后，他很激动，说我教授的太极式运动对他疗效显著，他要求单独治疗。他从门诊部出院后，一直与我做舞动治疗。

　　其肢体动作模式轮廓解析如下。

　　1. 目光：游离。

　　2. 面部表情：夸张、做作、不自然。

　　3. 肢体：身材瘦高，宽肩，年轻时擅长网球、棒球，两臂和上身活跃，上身微弓，因酗酒显得憔悴。臀部因运动损伤动作僵硬，腿部活动迟缓，缺乏平衡性，他的肢体给人支离破碎感。

　　4. 动作空间：横向平面为主导，缺乏目标性。

　　5. 动作力度：轻度为主导，缺乏地心力，缺乏重力，总是处在醉酒的飘浮状态。

6. 动作时间：缓慢、沉溺。

7. 张力流动：自由、飘浮，缺乏约束与控制。

我首先引导他做深呼吸，双手贴在胸前，感觉自己的呼吸，回归自然。从而让他的面部的表情平静真实起来，不要掩盖、伪装，杰瑞渐渐能够面对并感觉自己躯体的每一部位。从对自己诚实开始，他叙述了他的故事。

杰瑞出身于富人家庭，父亲是成功的生意人，对子女十分严厉，哥哥姐姐都学业优异、事业成功。他爱体育，爱玩耍，爱社交，静不下来，被看作家里的"花花公子""败家子"，经常受父亲斥责。高中就养成了喝酒的习惯，大学里加入了网球队，喝酒次数减少，偶尔酗酒。毕业后，决心做出成绩。戒酒后，成立了自己的贷款和装修公司。结婚成家后，因工作和家庭压力，又开始喝酒。家庭出现危机，女儿染上毒瘾，妻子对他不满。经济出现危机，卖掉上百万美元的房产，从上层富人区搬到中下层地区。他酗酒加重，直到被送进急诊所。他有对父亲的愤怒、对妻子的内疚、对女儿的担忧。

对杰瑞的舞动治疗，以躯体的稳定、中心意识、全身心的完整化、动作的均衡协调为主要目标。太极式的脚跟稳定，浑圆式的重心转化运动，不仅促进了杰瑞的身心调理，也使他学会了一种新的行为方式。他说，他每天练习太极，变得留心举止，行为温和，动中有静，静中有动，传递正能量，感染周围环境。他酗酒的欲望越来越少，他与妻子的关系得到改善，与女儿也开始对话。

除了酗酒，杰瑞的另一个重要病态行为是撒谎、作弊。他多次给治疗室开空头支票，他的心理医生严肃批评他。他受不了，不再去见他。我用太极式的舞动语言与杰瑞交流，与他不仅在肢体动作上协调，更进一步在气流能量精神上沟通，我想通过这种沟通，帮助他提高正能量，增添正义感，有勇气看到并正视自己行为病态的根源和严重性。他开始向我说出他的负罪感和恐惧。他与朋友醉酒后开车，撞了别人的车，他们没有停车，从现场跑掉；他的公司作弊制造假支票，在受联邦调查局审查。他的犯罪行为让我吃惊，他面临坐牢的境遇。杰瑞从醉酒中醒来，他能够面对自己。动作治疗帮助他清洁内心，重新做人。杰瑞进了联邦政府的监狱，他从监狱给我写信，说他每天坚持练习我教给他的太极舞动，这是他每天的阳光。后来他被提前释放。

临床的常见现象是，酗酒症或毒瘾症患者往往在戒酒、戒毒一段时间后，又旧病复发。他们一般都具有上瘾的基因或性格，稍有触发，譬如参加宴会或派对，吵架生气，感到工作压力等特定情形，都会导致他们前功尽弃，重蹈覆辙。舞动治疗师要帮助他们学会运用自己的肢体，通过这一最方便的心理疗愈工具来帮助其转移大脑的焦点，建立新的、健康的行为模式。

创伤后应激障碍症的诊断与治疗

创伤后应激障碍症的症状诊断

1. 置身于实际死亡或死亡威胁，受到严重伤害或性侵犯。必须产生于以下一种或多种情况下。

- 直接体验到创伤性事件。
- 亲眼目睹创伤事件。
- 家庭成员或密友因暴力或意外事故死亡或受到死亡威胁。
- 重复直接经历或极端暴露于创伤事件的细节，而不是通过媒体、图片、电视或电影。排除与工作相关的因素，譬如警察第一次看到肢解的尸体，重复目睹儿童遭残害的细节。

2. 在经历创伤事件后，个人的社会交往、工作能力或其他重要领域有明显的损害。这不是由其他医疗条件、药物、毒品或酒精导致的生理结果。出现一种或多种与创伤事件相关的以下症状。

- 不断地、不自觉地侵入引起伤痛的、与创伤事件有关的记忆。
- 不断出现与创伤事件有关的、引起恐惧或伤痛的噩梦。
- 与现实离解，如出现闪回，举止行为如同创伤事件再次发生（这种现象可能持续出现，其情绪、举止表现完全失控，完全对现实失去认知）。
- 暴露于内部的或外部的象征性或类似创伤事件的某方面线索时，产生强烈的、延续的心理困扰。
- 对内部的或外部的象征性或类似创伤事件的某方面线索产生明显的心理反应。

3. 在创伤事件发生后，坚持避开以下与创伤事件有关联一种（含）以上症状的刺激。

- 努力回避与创伤事件有关联的痛苦的记忆和思想。
- 努力回避外在的，包括人、地点、对话、活动、物体、情形在内的提醒物，这些提醒物会刺激起与创伤事件密切关联的痛苦记忆、思想、情绪。

4. 创伤事件发生后，在认知与情绪上产生与其事件有关联的消极的变动替换，具有一种或一种以上的症状。

- 是由于离解记忆，而不是因头颅创伤或用药，无能力记住创伤事件的主要内容。
- 持续地对自己、他人和世界进行过度的消极确认或期待。譬如认为"我不是好征兆""没人可以信""整个世界是危险的""我的神经系统永久性地被毁坏了"。
- 持续地表现扭曲的思维，认为创伤事件的起因或结果导致某个人责怪自己或他人。
- 持续处于消极情绪状态，譬如害怕、恐惧、愤怒、负罪、羞愧等。
- 明显失去参与重要活动的兴趣。
- 明显感觉与他人的隔离与疏远。
- 无法持续感受积极的情感，譬如无法经历快乐、满意或爱的感觉。

5. 创伤事件发生后，明显产生变化，开始或加重与创伤性事件有关联的激动和反应，具有如下一种或一种以上的症状。

- 因很小的原因或没有起因导致急躁行为或愤怒爆发，典型表现是在语言或行动上对他人或物体的侵略。
- 鲁莽或自我伤害行为。
- 过度警觉。
- 夸张的惊吓反应。
- 难以集中精力。
- 睡眠骚扰，譬如难以入睡、难以保持睡眠状态或者睡不安稳。

6. 创伤经历干扰的持续时间长于一个月。

7. 这种干扰引起显著的病态的苦恼，乃至造成在社交、工作或其他功能的损害。

8. 这种干扰不是由于生理上对外来物质（譬如药物、酒精或其他医疗条件）的反应所造成的。

创伤后应激障碍症如其他病症一样，可以发生在任何年龄段，包括儿童、少年、青年、中年和老年。

肢体是记忆的仓库，是创伤的闸门。舞动治疗通过直接与肢体工作治疗这类患者，这个方法是最有效的，也是最危险的。创伤后应激障碍症患者的感官神经极度敏感，稍触即发，舞动治疗师的音乐使用、环境设置、动作干预都可以成为导火线。具有临床经验的治疗师要随时观察并感觉患者的反应，不可轻易使用对一般焦虑症患者采取的静坐或者静躺、闭眼放松、调暗灯光之类的干预手段，这有可能导致患者的精神出现转换状态，脱离当下，进入到创伤事件现场，再度创伤，难以自拔。

在美国，创伤后应激障碍症的治疗有眼球运动治疗法（Eye Movement Therapy）、思维领域治疗法（Thought Field Therapy）、穴位点压治疗法（Acupressure Healing Approach）、量子愈合治疗法（Quantum Energy Healing Approach）、行为认知暴露治疗法（Cognitive Behavioral Based Exposure Therapy）等几种不同流派。舞动治疗师可以选择自己认为有效的治疗模式，更可以综合使用不同模式中的治疗手段，根据患者的特点，因人而异。

舞动治疗的主要目标和方法

舞动治疗的主要目标和方法详见表 12-1。

表 12-1 舞动治疗的目标及方法

序号	主要目标	方法
1	通过动作增加肢体区别现在与过去的意识	• 使用简单的富于感知的肢体各部位的预热动作 • 与肢体部位的现实对话
2	通过象征性的表达舞动使肢体积蓄的恐惧得以发泄	• 用具体动作词汇，如"抖掉沙子""甩掉泥巴"等，加强动作的力度和空间 • 用发声参与动作，如"呵呵""嗨嗨"等
3	群组治疗中通过与他人的交流舞动摆脱孤独，获得当下的安全感和支持力量	• 相互的镜像动作交流 • 动作加主题性对话交流（如互相介绍兴趣、爱好及特长）
4	通过模拟暴露动作经历练习，使患者健全神经系统，恢复正常敏感度	• 在模拟性的暴露环境下舞动出生存者的力量，如特别声响的暴露环境 • 对抗性舞动交流，舞动对话，把创伤时刻压抑的话语通过舞动作为健康者表达出来（这些方法大多需要单独治疗来完成）

续前表

序号	主要目标	方法
5	与患者共同探讨制定在紧张状态下自我对应的具体措施	• 这些完全因人而异，有的人用弹力手球（Stress Ball），有人用经络点穴等
6	为患者设计日常神经愈合运动锻炼操	• 呼吸启动的，着重于张力流动调整的两级动作 • 太极、瑜伽动作以增强接地力，当下集中力乃至肢体的气血和正能量

实践与案例

55岁的卡罗是警察局的尸体解剖分析专家。

症状：常做噩梦，灯光、音响会引起浑身的颤抖，常出现躯体的突然僵直，思维转换，脱离当下，精神陷入创伤现场，失去了正常工作能力。

诊断：创伤后应激障碍症。

以下是我对卡罗的肢体动作轮廓分析。

1. 肢体模式

（1）面部

• 眼光：正常时，对视交流；病症发作时，凝视发直。

• 呼吸：沉重，出粗气，叹气。

• 表情：痛苦，悲哀，皱眉，创伤闪回时，上下颚紧咬。

（2）肢体

• 结构：躯干高大，厚实，宽肩，给人感觉上身重量压过下身。

• 启动：上肢手臂是活跃和启动部分。

• 分裂：上下分裂，因长期在解剖台前工作，整个肢体上部极为紧张，两腿相对柔弱。前后分裂，长期弯腰弓背姿势，又不能敞开胸怀述说秘密，给人后背压前胸的感觉。

2. 动作模式

（1）努力

• 方向性空间使用：直接，有目标，纵向动作为主导。

- 力度使用：强力使用为主导，给人沉重感，缺乏轻柔、轻快。
- 时间使用：缓慢，持续性为主导。职业性质，解剖尸体，长时间慢节奏。
- 张力流动：约束，紧张，毫无自由流动。

（2）造型

- 静止造型：墙壁站立式。
- 变化造型：直接有方向的弧形为主导。

（3）空间

- 水平面使用：纵向和垂直平面为主，以内在秘密为焦点。
- 面积使用：因创伤、孤独的性格和与人隔离的行为导致空间使用不断缩小。

3. 节奏模式

因为卡罗的创伤是由于长时期目睹残酷的现场积累而成的，所以他的肢体动作的自然节奏被损坏、扭曲。他似乎在肛门阶段的拧扭、紧缩节奏和外生殖器阶段的喷射节奏两极突变。

4. 动作属性

由此可见，卡罗明显的肢体动作语汇很少，总在控制压抑中，似乎肢体不会说话。要对他做细微的动作观察，如面部抽动、攥拳、发抖，等等。

（1）预备战斗式：内在挣扎斗争，冲不出去又沉迷不了的感觉。

（2）收缩式：不敢向外界扩展，保护隐藏内心机密，越来越紧缩。

（3）后退式：观察，接受，总处于被动处境。

（4）从持续加速到突然降速式：内在节奏越来越紧、越来越快，直到彻底失控崩溃。

成人舞动治疗小组在室内运动场进行，卡罗是这个小组的成员。当全组围圈坐下，安静下来，开始轮流做自我介绍时，我发现卡罗的面部突然变得极为紧张，双手攥紧，呼吸急促。我问他怎么了，他说不出话，用手示意，要求离开。我让另一个治疗师接过小组，跟随卡罗走出运动场。

在单独治疗房间，我让卡罗面对我坐下，确定目光交流，活动手脚、肩部、头部。他缓过来，回到当下。他告诉我，运动场里的灯打开时发出吱吱的声音，然后突然发亮，灯光一下把他带到解剖台前。我引导他一边做肢体活动，一边叙述他所经历的恐惧和痛苦。肢体动作像一根拉绳，把他带回过去，释放出积蓄的情感，又把他拉回当下，明确对现实的安全认知。他的肌肉紧绷得像岩石，封锁住危险的洪水般情感，他处于一推即倒的崩溃边缘，要把他的肢体化为疏通的渠道，让情感河水安全流出，这个过程要缓慢。首先，放松下颚肌肉，不用咬住"秘密"；然后，放松攥紧的手掌和颤抖的手指；接下来，伸展紧张的双肩和紧锁的胸肌。

经过几次单独治疗，卡罗逐渐面对创伤事件，表达了内心的压抑。他经历了一起系列儿童残杀案，在解剖台上面对一个又一个幼小的肢体。因工作的保密性质不能对亲人朋友诉说，他压抑自己的情绪直到崩溃。最难忍受的是，他的工作职责要求他把所有的尸体当作物体研究，不能有情感。但当卡罗双手捧着幼小的身体，他无法不心痛，无法把他们当作物体。叙述时，他的双手不停颤抖，好像把被残害的幼小孩子的尸体放在他的手上。在肢体记忆的折磨中，我展开自己的双手，呈现在他的面前，我的姿势向他表示我对他的理解，我在这里帮他度过痛苦的时刻。他握住了我的手，我引导他与我一起呼吸，使他的节奏慢下来。平静下来后，他流泪了，七尺大汉哭得像个孩子。

第二次舞动治疗，卡罗回到了小组，回到了运动场。他需要在集体的舞动治疗中获得理解与支持的正能量。他需要重建神经机能、心理机能，走出创伤的阴影，这需要相当长一段时间的身心调整和锻炼。在他出院前，我和他在一起设计了一套他每天可以锻炼的强健身心操，通过特定的呼吸和动作练习，吸气呼出，然后加进动作和出声。动作着重疏松肢体的上部，左右甩动臂膀，脊背放松，开胸伸展，增加肢体上部的自由流动；同时增加腿部力度动作，加强地心力支持；既让肢体的创伤记忆和淤积在内脏的情感不断挥发，又不失去地心力，并保持现实意识。动作加上发出各种声音"嘘、呀、嘿、呻、呵"，等等，在不使用具体口头语汇的同时，让内心的恐惧，悲哀，愤怒得到宣泄。以此，让神经系统的损害逐渐恢复，健康再生。

我与各种不同创伤激活症患者工作过，治疗过暴力强奸创伤、残酷战争创伤、严重车祸创伤、幼年性侮辱创伤等病例。治疗这类病症要特别注意以下三点。

1. 不要轻易让患者闭眼做深呼吸或放松打坐冥想，很容易使患者创伤镜像闪回，以致失去与现实的联系。

这是我早期刚工作的一次经历：舞动治疗小组做了舞动后，我关上电灯，让全组人员闭眼呼吸，做静心放松练习。一个妇女突然把头抱着躲到墙角，像筛子一样抖动起来。原来，她有过在停车场被强奸的创伤。很长时间，才把她从离解状态中引回现实来。

2. 特别注意受过创伤的肢体部位的动作介入。这些部位积蓄了最强烈的创伤记忆和恐惧情感，极为敏感，如果动作干预不当，亦会触发患者创伤境地闪回，以致脱离现实。患者用回避隔离情感与这些部位的交流来作为自我防御和生存措施。这些部位常会以病理症状来呈现其痛苦的记忆。

一位遭到流氓集团轮奸的男子，他的肛门区域、肠道区域受到损伤，长期腹痛，大便失控，尤其紧张有闪回时，症状加重；不敢与女友亲昵和做爱。

一位女患者，从小受养父性奸污，月经期不正常，疼痛不已，常伴随创伤闪回，突然脱离现实。

我首先引导他们与该肢体部位间增加距离间隔感，把这些肢体部位当作第三者，如自己的孩子，与其对话，做爱抚、养育、鼓励的动作。逐渐，他们的病理症状减轻以至消失。

3. 对噩梦的疗愈是与创伤激活症患者工作的另一个重要点。用舞动来重新编写梦境是一个可取的干预手法。

一位从伊拉克回来的特种兵军人患创伤激活症，每夜都是同样的噩梦：爆炸、砍杀、鲜血迸溅、自己的肢体被撕裂。他的心理咨询师让他重新改写梦境。我让他把编写的文字用肢体动作表现出来。效果很积极。

遭流氓轮奸的男性患者，几乎每天凌晨3点惊醒，坐在床上不敢入睡，把灯打开。凌晨3点是他遭强暴的时间，肢体记住这个时间，抹不掉。他的羞耻记忆让他都无法接受自己母亲的拥抱。他没有眼泪，没有笑声，生活在面具后。他的病例管理师用暴露治疗法，让他坐在黑房里锻炼。我让他在黑房间里舞动，舞出自己童年的美好肢体记忆、家庭温暖等，帮他冲过黑暗……他的眼泪流出来，有了笑声。他开始能够睡个通宵，能与母亲、父亲、姐姐拥抱了。

创伤激活是很复杂的病症，治疗过程很个性化、很曲折，本书不做过多详细描述。

针对老年人的舞动治疗临床实践

Entering
Dance
Movement Therapy

　　65 岁以上称为老年人阶段，这个阶段患者的明显特征是躯体的衰老及生理功能的下降。眼花、耳聋、骨质疏松、记忆减退、关节僵硬导致运动模式的变化，身不由心或心不随身，反应迟缓了，很多过去能做的运动做不到了，各种生理疾病开始出现。

　　退休导致社会地位及生活方式也发生改变。沧桑经历使老年人获得独有的智慧，同时又面临着病痛和死亡的威胁。

　　这个年龄段的心理行为病患者大多兼有明显的生理症状。本章通过阿尔茨海默病（Alzheimer's Disease）、肢体病状心理障碍症（Somatic Disorder）、丧失与哀痛问题（Loss and Grief）三种老年人的常见精神心理行为病症及问题，总体介绍舞动治疗对老年人进行诊断和工作的特点。

阿尔茨海默病的诊断与治疗

在日常生活中，人们很容易把阿尔茨海默病与老年痴呆症（Dementia）混为一谈。老年痴呆症不是一个特定的疾病，这是一个整体的术语，它描述了广泛的相关的症状，包括记忆力下降或其他思维技能的衰退，严重到足以降低一个人进行日常活动的能力。老年性痴呆症主要有两种：一种是阿尔茨海默病，占 60%~80%；另一种是血管性痴呆，于中风发生后形成，是第二个最常见的类型。还有许多其他情况，也有可能会导致老年性痴呆症的症状，如甲状腺问题和维生素缺乏等。

阿尔茨海默病是由于大脑里生长斑块而形成的老年性痴呆症，记忆、思维和行为因此产生障碍。症状通常发展缓慢，随着时间的推移逐渐恶化，直到失去日常生活能力和思维能力，其症状如下。

- 记忆丧失，由此会打乱日常的生活。
- 做出规划或解决问题时有困难。
- 难以完成熟悉的工作或休闲活动。
- 对时间或地点的记忆混乱。
- 无法理解视觉形象和空间的关系。
- 交谈或阅读时遇到新词语难于理解。
- 乱放东西，失去折回（如走回家）的能力。
- 降低或缺乏判断力。
- 工作或社会活动丧失。
- 情绪和性格的极端变化，会有突如其来的暴躁或粗暴行为出现。

阿尔茨海默病在目前仍是不治之症，但可以通过各种治疗方式延缓其恶化过程，并且提高患者的生活质量。

美国舞蹈治疗协会专门提到舞动治疗对阿尔茨海默病和其他老年痴呆症的特殊疗效：舞动治疗特别针对患者的需求，依靠运动和其他非语言行为方式作为沟通和联结的主要手段。在这种不强调语言技巧和逻辑思维的形式里，阿尔茨海默病和痴呆症患者可作为有能力的参与者，而不是能力丧失的残疾人。集体的运动，无论多么有限，都能使患者充分释放精力并得到此时此刻在这里的愉快感觉。舞蹈治疗师发起有节奏的、重复的运动，帮助患者培养感性和认知的再组织，从而提供了让感情得以安全表现的时间和空间结构。躯体机能动作常常激起对过去记忆的火花，从而有助于患者从失落、迷惑转向清醒和有组织。治疗师鼓励这种不断回忆的过程，并表达所附的感情，表达方式可以是口头的或非口头的。疾病损害记忆力也会影响自我形象和自尊，患者往往变得抑郁，因他们下降的能力感到沮丧。仪式性的集体动作除了表达欢乐和笑声，表达哀悼，也表达挫折感和愤怒感。允许对这些情绪的释放，促使群体的聚合力，使老年人重拾自我价值，振作精神，恢复活力。

阿尔茨海默病患者的基本肢体动作轮廓特征解析

1. 面部表情：呆板。
2. 眼神：游离。
3. 肢体部分：僵硬。
4. 动作特征：无目标，横向，侧边动作，缺乏交叉动作，缺灵活性，失去协调性，节奏迟缓，犹豫，启动困难，反应迟钝，节奏缓慢，但有时会有突发性的失控动作，缺乏空间适应性，驱动力模糊，方位造型变化困难。

治疗目标

1. 肢体各部位关节活动以增强灵活性。
2. 用熟悉的音乐刺激运动以增强回忆、记忆和表达。
3. 运用传递物体和道具帮助肢体动作的展开和力度。
4. 象征符号动作表达压抑的情感。
5. 娱乐性的交流运动使情绪开朗。

治疗手段与技巧

1. 具象启发的肢体部位动作，譬如手指动作"弹钢琴"、脚部运动"踩缝纫机"、手臂运动"扔掷棒球"等。
2. 选择播放传统的、轻快的、他们熟悉的音乐，他们的躯体记忆会使他们随之起舞、歌唱。

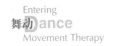
3. 使用容易掌握的、简单的、具有操作性的传导工具，譬如敲木鱼、拍铃鼓、传递弹性球。

4. 不断重复同样的动作程序，播放同样的音乐歌曲，使他们有规可循。

5. 病人围坐在椅子上，治疗师可以根据每人的身心状态轮流与其做单独运动交流。

6. 肢体肌肤的接触，如拉手、抚摸、亲吻，使他们感到亲密、爱护与安全。

与阿尔茨海默病患者工作的注意要点

1. 一定要保持动作的简单明确，多重复，节奏平和，有规可循，给病人成就感。

2. 不要追究问题，不要与患者争论对错，不要提出"为什么"之类的问题。

3. 阿尔茨海默病至今没有根治的方法，舞动治疗的方向是提高当下患者的生活质量，带给他们此时此刻的快乐、放松和安逸。

4. 让他们表达情绪也是以调节他们的焦躁失落，找到身心平和为目的，而不是要刨根寻源提高认知。

5. 室内温度要适宜，他们对变化的适应能力差。

实践与案例

在老年阿尔茨海默病住院部，有一位 75 岁的男性患者名叫丹尼斯，他曾在大学任教。症状表现为失去短期记忆能力，迷失方向，常常忘了日常生活（如刷牙、吃饭）的方法，他总是不停地说："到时间了，要去参加毕业典礼大会。"他的躯体微胖，静止造型多是球状，动态造型多是盲目无方向的弧形，以横向平面运动为主。多处在焦躁和躁动不安的状态，常把端来的餐盘弄得乱七八糟，护理人员很难管理他的作息。

我给丹尼斯单独进行舞动治疗。他很热情，爱和人握手说话。抓住这个特点，我首先和他握手问好："丹尼斯教授，您好！"这个动作唤起他的职业肢体记忆，他马上庄重起来，和我握手，请我坐下，我顺势也请他坐下。

我向他展示我带来的弹力拉绳，他问："你要拔河？"

"对，我们拔河锻炼，好吗？"我顺着他的思路进行，看来他年轻时有过拔河的快乐经历。我把弹力绳的一头递给他，和他对拉起来，一方面伸展他的手臂，一方面展开他有目标的纵向运动，我用缓慢的节奏频率，帮助他集中注意力。他又提起毕业典礼，我不纠正他的记忆，顺从着他急于大学毕业的心理展开工作。一边拉，一边让他谈起令他自豪的大学和教授生涯。"您是哪所大学的？""芝加哥大学。""哇，首屈一指的大学。""一点钟我要去参加毕业典礼。""好，好。"我一次问一个简单的问题，从他只言片语的对答中，我了解到，他是物理博士毕业，当了教授，每年都参加学生的毕业典礼，但他把自己的毕业典礼与学生的混到了一起。总之，走上毕业典礼的舞台是他一生最大的荣耀、最美好的记忆。我们一边有节奏地拉绳，一边聊毕业典礼。他的情绪平和了，舞动结束后，他听从了护理员的安排，吃饭了。

78岁的艾利克曾是银行家，仍然很英俊的脸庞总是带着忧郁的苍白，双眼无神，十分标准的身材穿着整齐的西服，举止彬彬有礼，从不失态。他很少说话，常呆坐，头颈、身体笔直僵硬，针尖形站立。他好像陷入沉思，在寻找记忆，但什么也想不起来，他甚至说不出自己过去是干什么的。如何帮他从麻木忧郁中走出来？看着他肢体遗存的绅士风度，我播放起古典音乐。他的身体触动了一下，他在听，听着听着，然后站了起来，一只手放到背后，一只手伸向前面，好像在请谁跳舞，我立即凑上去，扮作他邀请的舞伴。他看着我，但眼神完全没有接触。他的心灵在另一个世界。他的肢体记忆惊人，华尔兹舞步丝毫不乱。我随着他的步伐跳起华尔兹。"施特劳斯。"他突然开口说话了，一口好听的伦敦腔。"您是一位出色的舞者！"我说。他没搭理我。"伦敦、维也纳、巴黎……"他断断续续地说着，好像记忆在闪回。"您是从欧洲来的？"我问。他看着我，没回答，加速了舞步。我不追问，跟上他的步伐。"您是一个出色的舞者！"我重复地说，看着他的眼睛，努力与他共享他的音乐舞蹈世界。"你也是一个出色的舞者。"他终于看到我，与我对话了。那个时刻，他的眼神与我交流了，我感到了他的现实心灵。

以后，在他住院期间，我争取每天去与他跳华尔兹。他听到音乐，便起身与我共舞。只有在那个时刻，我可以看到他眼里的光亮和嘴角的微笑。但并不是每次都成功。舞动治疗的责任是努力让阿尔茨海默病患者能在此时此刻提高身心的生活质量。

肢体病状心理障碍症的诊断与治疗

身体出现生理病状，尤其慢性疼痛，是老年人遇到的常见问题。肢体病状心理障碍症则是以心理行为占极大因素的精神病症状。

肢体病状心理障碍症的诊断

1. 具有一种或一种以上的生理症状，其症状造成情绪的极大烦恼或严重干扰了正常的日常生活。

2. 与肢体病状相关的思想、感觉、行动或者有关健康的忧虑，表现为以下几种：

- 不合时宜地、过度地、持续地思考自己的身体症状的严重性；
- 持续地、高度地对自己的健康或症状产生焦虑；
- 使用大量的时间与精力担忧这些症状。

3. 即使其身体症状已经不存在了，但仍然继续展示持有症状的样子，时间超出六个月以上。具体分类：

- 早期患有以疼痛为主导的症状；
- 长期患有明显的受损害症状。

4. 严重程度分类：

- 轻度：一种症状符合上述第 2 条；
- 中度：两种症状符合上述第 2 条；
- 严重：两种以上的症状符合上述第 2 条，并且有更多的关于肢体病状的抱怨。

治疗这种疾病的关键是找出患者疼痛点背后的故事及其心理动力，即患者如此过度关注和焦虑自己生理症状行为的潜意识目的所在。老年人历经沧桑，每一个痛处都会有历史的记忆，回忆过去是这个年龄段的特点。这类心理行为病症在其他年龄段也颇为常见，在老年人中发生较多，其原因一方面是身体的物理病症增多，另外一方面往往与其社会或家庭角色变化有很大关系。这个年龄段的老年人退休后不再管理团队，不再是领导，不再是一呼百应的学生偶像，不再是以忙碌自豪的技术权威，不再是老少依赖的家庭"顶梁柱"。这种角色变化对心理产生巨大的冲击性影响，自然会在身体上烙下疼痛的印记。把注意力和牢骚发在肢体病状上，要比接受对重要角色失落的痛苦容易得多。

对肢体病状心理障碍的主要治疗手段

1. 从肢体病状的展示部位入手，通过缓慢的松弛运动展示肢体病状后隐藏的心理情结。让老年患者叙述自己的故事，把过去的痛楚说出来。

2. 全身各部位的舞动交流对话，使患者学会通过自身找到支持与帮助。

3. 患者的肢体病状不一，因人而异，设计独特的、综合太极、瑜伽、气功等各种东方愈合技术的身心愈合操。

4. 通过打破肢体常规的紧张组合，进行肢体的组织再建过程，逐渐帮助患者开发新的寄托点、新的兴趣和新的追求。

实践与案例

在私人治疗诊所，奥夫门医生介绍给我一位病人——茉莉亚，女，68岁，退休，白种人，抱怨小腹部至胯骨之间的疼痛。所有医疗检查、X 光、CT、B 超、大小肠照镜透视都做过，没查出任何问题。她看过许多疼痛专科医生，吃药、注射、理疗、针灸都做过，仍然无效。茉莉亚整日为自己的疼痛症状担忧，影响日常生活，易烦躁，没精神，社交减少，抑郁不振。

1. 茉莉亚的肢体动作轮廓的简易分析

（1）面部

- 面色苍白，表情忧伤；

- 目光正视，但含有需要怜悯的欲望神色；

- 呼吸是抑郁型的吞咽式呼吸。少见呼出。

（2）肢体

- 消瘦，胸部稍凹，背部略弓，躯干不断扭动摇晃，好像总处在不适宜的感觉中；

- 四肢给人软弱无力的松弛感；

- 她的双手总是按在腹前，主要紧张部位是她的腹部，准确地说是胯部，生殖器官周围。

（3）动作

- 动作的空间使用：大多没方向，但范围很小，后缩似乎是主导，左右光顾，像一个胆小的女孩子；

- 动作的时间使用：启动缓慢，缺乏结束，持续在同速度的流动中，缺乏紧迫感和时间意识；

- 好像停留在口腔吮吸节奏与肛门的拧扭节奏阶段；

- 动作的力度使用：轻缓，小心翼翼，缺乏重量或爆发力。

2. 茱莉亚的治疗过程及心理行为分析

茱莉亚的疼痛显然与她的抑郁情绪及消极被动型性格行为有关。找出引起抑郁的故事和她对待处理情感的思维和行为模式，便可找到疼痛的根源及愈合的措施。

我给茱莉亚治疗了近一年，每周或隔周一次，每次 45 ～ 60 分钟。中间我介绍她到医院日诊部集中全日治疗了 2 ～ 3 个星期，出院后继续与我进行治疗。

3. 具体工作过程与治疗干预手段

（1）从疼痛抱怨的胯部入手，通过缓慢的、松弛的运动和对话工作，打开封锁在此局部的肢体记忆，找到疼痛相关的心理与情感动力。

每次，我让茱莉亚仰面躺在地上，她总是痛苦不堪的样子。她双腿交叉，双手压在腹部。我指示她，放开压在腹部的双手，放开交叉的双腿，让四肢松弛，放松对全身的控制，深呼吸，长吐气。然后放松眉宇、下颚直到腹部下身。从茱莉亚的疼痛部位看，与生殖器官紧密相关，这个躯体部位联系到心理上的情爱与性生活。我首先引导患者对该部位不断放松，通过缓慢伸展做自由的运动表达。随着躯体情感盔甲的不断卸除，茱莉亚开始倾诉自己压抑的情绪。她断断续续地表达展示了三条情感故事线。

第一条线：她与丈夫住在一起，没有孩子。丈夫是电工，两年前工作时出了事故，击伤了脊柱，失去工作的能力，病退后一直在家，茱莉亚一边工作一边照顾丈夫。丈夫大多时间坐在轮椅上，也不做任何锻炼，几乎失去性生活的能力。六个月前，丈夫病情恶化，因脊背疼痛夜不能眠而住进医院。茱莉亚向医生要求使用止疼药，但医生说要做检查，不给用药。她感觉精疲力尽，愤怒至极。丈夫出院后，她产生了胯部的疼痛。我分析，这个疼痛源于对现实生活的不满。

第二条线：20 年前，她患有狂躁抑郁症的前夫当着她的面跳楼自杀。他们之间的爱情生活充满了痛苦和折磨，她一直对前夫的死怀着内疚自责和愤怒悲哀的情绪。虽看过心理医生，做过长期心理愈合治疗，但最近因身体与精神的疲惫又开始做噩梦。我分析，这个疼痛是对过去创伤的恐惧。

第三条线：对父母的极大不满。茱莉亚的父母是一对总在热恋中的情人，从年轻到年老，他们总是毫不顾忌地当着孩子面做亲昵动作，他们之间相爱到对自己的孩子都视而不见。茱莉亚第一次在此部位的疼痛记忆是她 11 岁生日那天，父母完全忘记了她的生日，出去跳舞，把她一人留在家。她来了月经，好害怕，小腹剧痛，窝在床上哭泣。但她从未对父母表示过不满，只是说肚子痛。最近父亲因为癌症住院，母亲的人生失去平衡，她感到心情复杂。我分析，疼痛是童年的记忆与现实的对父母情绪的争斗。

（2）通过增加新的动作语汇，帮助茱莉亚正视并表达自己压抑的情感。运用底气发声，用拳击爆发，用摔甩抖动，用跺脚踢腿，给身心增添胆魄、勇气和力量。她直接表达出对伤退丈夫毫不努力的恼怒，对已故前夫生病的痛楚，对父母忽略自己的伤心。

（3）愈合意念和舞动。想象疼痛以及与疼痛相联系的情感、思绪、记忆像一块块泥团粘在躯体上，让流水冲刷全身，不断洗净，冲掉泥团，从里到外，从上到下。接着做自我洗刷动作，放弃、原谅，让一切过去，自我解放，从记忆、情感、思绪和疼痛中解放出来。

（4）自我修复愈合过程。我教给茱莉亚芭田妮芙、太极、瑜伽、气功等相结合的愈合健身运动，调节心情和精神状态。这些运动使她恢复精力，开阔空间视野，勇敢走出去建立自己的社交娱乐圈。茱莉亚的疼痛注意力得到转移，她参加了太极瑜伽健身班、女友读书班以及教堂的义务服务。

（5）通过动作交流，我与茱莉亚一起探讨了与丈夫沟通的技巧。他们开始互相帮助，丈夫开始锻炼，他们有了夫妻生活。在茱莉亚的鼓励下，丈夫买了一辆旅游车，他们开始浪漫的退休旅游生活。

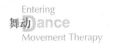

丧失与哀痛的愈合治疗

老年人面临的一个重大心理情感挑战是丧失。失去一个个同龄朋友，失去老伴，失去早年的生活方式和生活环境。如何帮助老年人度过因丧失而产生哀痛的过程是治疗师的一个常见临床课题，丧失的哀痛处理不好往往会导致严重的抑郁症。

瑞士裔的美国精神病医生伊丽莎白·库伯勒－罗斯（Elisabeth Kübler-Ross）提出了因丧失导致哀痛的五个阶段。

1. 否认、拒绝相信发生的现实或表现出没事发生一样。
2. 愤怒、指责他人或上天导致失去的发生。
3. 讨价还价或向上天做不现实的要求。
4. 抑郁、经历精神萎靡或疲惫加之感觉无望、内疚，失去对生活的兴趣，想要放弃生活。
5. 接受、面对失去并继续生活，回到自己原有的生活目标并集中更多的正能量，做好足够的准备去应对现实。

每个人的过程是不一样的，也不是每个人都会完全经历这五个阶段或者按同样的次序经历。有的人直接进入抑郁，有的人将愤怒指向自己，有的人不断自责。尤其是老人，当失去老伴时，有的认为自己的死期也该到来，便失去了生活下去的勇气。

实践与案例

这是十多年前的一个病例。

76岁的娜塔莎无法接受丈夫突然心脏病发作去世这个事实，伤痛不已，一卧不起，住在女儿家，不愿回自己的家面对空房、面对失去的现实。她表现出麻木，她对生活包括自己的儿孙完全失去兴趣。连续六个月没有任何好转，女儿送她来到医院。

第一天在医院，娜塔莎坐在治疗小组里，眼神飘忽，无目标地凝视，无神，毫无表情。身体似乎被哀痛锁住，很少动弹，坐在那里像个木乃伊，没有一处活跃，只是机械地应对。

下面是舞动治疗的目标和程序。

1.通过温和缓慢的肢体预热活动使患者对现实产生感觉，意识到生命的存在，即使是痛苦的存在。

经过一周五天，近两个月的治疗，娜塔莎与自己肢体各部位的交流动作使她回到了当下，感觉到了肢体的存在，意识到自己在度过痛苦的丧失过程。她的面部出现了伤心的表情，她叙述了自己的故事。她在15岁时，随着18岁的情人坐着轮船漂洋过海，从意大利来到美国。他们一起在美国打工、上学，结婚成家后有了孩子。他们好像一个人，从没分离过。她把一生的幸福寄托于丈夫，无法接受这个没有了他的世界。"我拒绝接受这个现实，因为不知道怎么生活下去。"泪水开始在娜塔莎的眼眶里打转。

2.通过肢体动作的激发，打开患者肢体情感封锁的紧张点，让愤怒、悲痛和其他情绪得到发泄。

我使用了躯体球，帮助激发动作的扩展，让娜塔莎甩开了臂膀，扩展了胸部，在情感的郁积处，她开始感到情绪的冲击。她表达了对上天的愤怒："老天爷不公平，他还年轻，工作还好好的，不应该呀！"她感到内疚，她谴责自己："都是我不好，我应该早让他退休，早做检查，我为什么没有这么做，我为什么把心思都放在孙儿身上？他们有父母，又不需要我。都怪我呀！"让娜塔莎吐露出内心压抑的情感，我没有打断或劝说。情感发泄后，理性能力逐渐恢复，她意识到，死亡有时是不可预测的，尤其是心脏病，因丈夫的去世，惩罚自己或冷落孩子是不对的。

3.过肢体的自我空间动作帮助患者增强独立的自我意识和自我存在的个人价值。

我引导娜塔莎练习姓名舞动、独立自我确认舞动、三维空间扩展探索，走出自己的道路。"我是谁？""我什么都不是？""我是某某？""我必须是某某！"她一边舞动，一边絮絮叨叨。"我要找到我自己，我不仅是妻子、母亲、祖母，我还是娜塔莎！"她开始总结自己的独特兴趣、自己从小的爱好、自己的向往。她喜欢绣花、画水彩画，喜欢养花，喜欢到教堂唱圣歌，喜欢与朋友出去喝下午茶。

4. 通过力度动作帮助患者增添面对的勇气，开始回家，面对现实。

丧失的打击使娜塔莎失去了精神与肌体的力量，舞动治疗帮助她恢复重建生活的力量。垂直的果断性力度动作，向前的冲击性爆发动作，给她自信和勇气。娜塔莎开始尝试每周回自己家一次，开始面对丈夫的遗物，重整家园。

5. 通过与小组其他人的舞动交流，激发正能量，激发对生活的兴趣，开始设计没有了丈夫的新的生活结构。

娜塔莎需要支持，需要新的社交圈。舞动治疗小组的交流运动给她带来了新的欢笑，她意识到在痛苦的丧失后，自己仍能够找到欢乐。"我的孩子们需要我，我的朋友们需要我，我需要生活！"她的眼里开始有了生命的火花。"对逝去的怀念是永远的，但不是坐以待毙的哀痛，而是生命的继续，我会找到这个继续生活的道路。"娜塔莎出院时说。

帮助老人度过丧失的悲哀，语言往往显得无力。动起来，是生命的钥匙。疗治师要用自己的肢体表示你的同情和理解，让他们感到温暖，以这种温暖的传导舞动，以舞动唤起生命的能量，能量的增长带给老年人活下去的肢体意识。

与其他表达艺术治疗的综合使用

　　舞动治疗是表达性艺术治疗中的一种，表达性艺术治疗还包括美术治疗（Art Therapy）、音乐治疗（Music Therapy）、戏剧治疗（Drama Therapy）。这里的每一种治疗模式都是一个独立的学科体系，需要大学本科和研究生的专业学习才能获得治疗师的资格。在临床运用中，舞动治疗常常与其他表达艺术治疗结合使用。本章是从作为舞动治疗补充治疗手段的角度来对这些模式进行分别介绍，包括与美术治疗、音乐治疗、戏剧治疗的综合使用。

与美术治疗的综合使用

美术治疗又称艺术治疗，同舞动治疗一样，美术治疗作为表达性艺术治疗的一支独立学科，是一种独特的心理治疗模式。它集成心理治疗技术与创造性过程，用以提高心理健康和幸福感的水平。美国美术治疗协会定义美术治疗为：使用美术创作的过程，以改善和提高所有年龄个人的身体、精神和情感福祉的职业。它是基于这样的信念：有创意参与的艺术自我表达过程可以帮助人们解决矛盾和问题，发展人际交往能力，管理行为，减轻压力，提高自尊和自我意识，拥有洞察力。艺术治疗师可以使用多种技术方法，包括素描、绘画、雕塑、拼贴。治疗对象包括从幼儿到老人各个年龄阶段，所有经历过感情创伤、身体暴力、家庭虐待，患有焦虑、抑郁等心理问题的个体，都可以受益于创造性地表达自己。医院、私人心理健康咨询诊所、学校和社区组织都设置了艺术心理治疗的服务。

美术治疗过程不同于一般的美术创作或教学课时。凯斯·马蒂欧奇（Kathy Maldiochi）在《美术治疗资源》（*Art Therapy Resource*）一书中解释道：

> 在大多数美术治疗过程中，重点是个人的内心体验、感受、感知和想象。虽然艺术治疗可能会涉及学习技能或艺术技巧，但着重点是首先开发并表达来自个人内心的形象，而不是那些他看到的外在世界。虽然一些传统的美术课可能要求按绘画者的想象来作画，但在艺术治疗中，图像、感受、想法和创意绘画者的内心世界始终是头等重要的经历。

美术治疗与舞动治疗的综合使用的意义

1. 在舞动治疗的实践中，美术治疗手段的结合使用可以帮助加深患者对肢体提供潜意识的认识，从肢体外部到心灵深处，再从内部提高肢体的自觉意识。把肢体舞动的感觉述之于色彩、形象符号，会给患者自我观察的距离，一种从山外看山的视觉。
2. 美术治疗手段的使用可以成为对肢体舞动感到尴尬不适的患者的一个安全过渡。有些患者会对暴露于群体的舞动产生压力威胁感，自己作画对他们来说则是一个安全岛。如果把画纸贴到墙上，或放到地上，患者全身以赴，他们可在绘画过程中展开肢体动作。

3. 美术治疗手段的综合使用可以促进患者在舞动时的精神性升华，色彩的想象创造给舞动的艺术性表达增加语汇。著名的美术治疗师肖恩·麦克尼夫（Shaun McNiff）博士对我们说过，作画、美术创作本身就是舞动。他还常让美术治疗学生舞动出自己的绘画。

临床综合使用的几种方式

用色彩、形状作为肢体、能量、精神的扫描记录

治疗师可以让全组患者闭眼、静坐、静躺，聆听并感觉自己的肢体、能量、精神之后，让患者选择三种不同的颜色，一种颜色代表消极的感觉，一种颜色代表积极的感觉，一种颜色代表中性的感觉。自由地使用线条、形状、节奏，描绘出当下的身心状态，可以是象征性具象的，也可以是纯粹抽象的。

然后，治疗师根据患者的描绘，以排除消极色彩、增加积极色彩为主题，采取治疗干预的措施，展开舞蹈运动过程。治疗师引导患者把绘画的色彩、形状和节奏躯体化、动作化。通过空间、节奏、力度的调节促进患者的能量转化舞动。

如果患者的消极形状和色彩是乌云般的深灰色，治疗师可引导患者做象征性的运动，驱散云雾，增加蓝天和太阳光的亮度；如果患者的消极色彩和形状是红色火焰似的愤怒，治疗师可引导患者在激烈发泄怒火后，引进清新透明的、似缓缓流水的运动。

最后，患者用绘画再做一次自我身心扫描记录。大多数案例显示，经过上述过程，患者的绘图明显增加了中性和积极的色彩。

用自由绘画激发肢体舞动

患饮食障碍症的病人往往对自己的肢体敏感、反感，乃至消极抵触，有的抑郁焦虑症患者，情绪极为低落，对自己的躯体感到尴尬不适，表现出紧张、畏缩、僵持，害怕群组交流，拒绝舞动。

治疗师把大的纸张贴在墙上，让患者用画笔随意画圈，面对纸张，患者没有威胁

感。患者开始画圈，从小到大，再画线条，从上到下，再画对角线，从左到右。治疗师可以鼓励患者用左手绘画，同时可加入音乐鼓励。

通过这个过程，患者在不自觉中进行了运动，扩展了空间，绘画本身用了力度。一旦动起来，情感便有了疏导渠道，这时，治疗师便可顺势诱导，鼓励患者用自己的肢体来重复体现墙上纸张的色彩、线条动态和节奏。通过自由绘画的肢体动作过程，患者便开始有舞动的动力和勇气。

用绘画深化对肢体舞动的自觉认知

在做了本真动作后治疗师让患者画出自己的肢体动作经历。本真动作会激发出很多下意识，患者在绘画时重温动作的身心感受，能及时抓住最强烈的下意识冲击。有的画出奔跑吼叫的老虎，有的画出衰老的女人面孔，有的画出黑暗的小屋，有的画出草坪上放风筝的小女孩。

这时治疗师让患者面对自己的绘画，对身心经历进行有距离的观察探讨。画老虎的患者意识到自己内心常年压抑的雄心得不到表现，像顺从的羔羊一样活着；画老女人面孔的患者意识到自己最大的恐惧是衰老；画黑屋的患者意识到自己内心隐藏的秘密像小黑屋锁住自己的灵魂；画放风筝的小女孩的患者是童年梦幻的呼唤等。患者对自己的肢体信息有了更深、更自觉的意识。

用绘画帮助肢体舞动获得心理平衡目标

在患者情绪焦虑时，治疗师用接地气、核心力量、肢体放松、两极舞动工作配合曼陀罗（Mandala）绘画。曼陀罗绘画是一种传统的在圆圈内进行创作的绘画形式，以精神升华为目的，用于心理学领域，具有自我愈合与心理调节的作用。患者可以从肢体的调节阶段安全进入到心灵的平和阶段直至精神的升华。

图 14-1 至图 14-10 记录了一个我们常用的、典型的、从开始到结束的完整的舞动治疗与美术治疗结合使用的治疗过程。

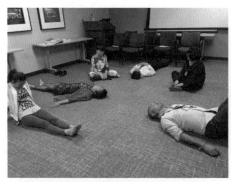

图 14-1　开始于聆听肢体的声音

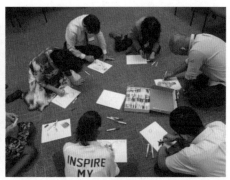

图 14-2　画出此刻的身心感觉

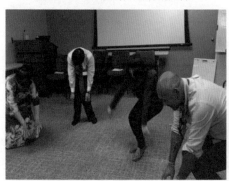

图 14-3　放松肢体的紧张

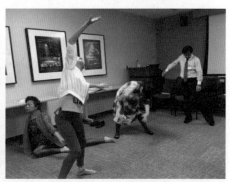

图 14-4　让肢体叙述感受

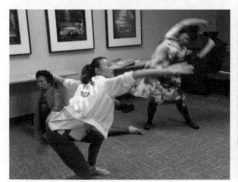

图 14-5　继续肢体舞动探索

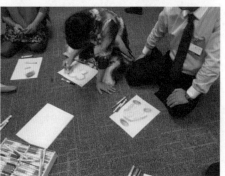

图 14-6　画出舞动后的身心感受

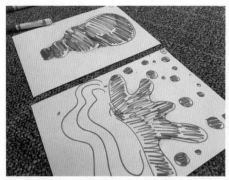
图 14-7　对比舞动前后绘画的变化

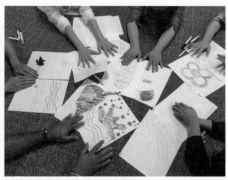
图 14-8　身心感受过程交流

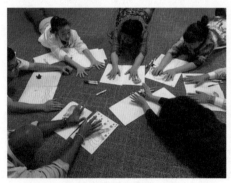
图 14-9　肢体与绘画交融

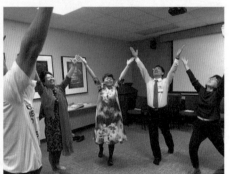
图 14-10　结束于集体创造的正能量

实践与案例

　　我接到一个单独治疗病例。艾米，女，33 岁，患严重抑郁症和暴饮症，体型极度超重。她在 7 岁时被看护她的男性邻居猥亵，父母认为丢人，不让她说，导致她长期压抑，极度自卑。她仇恨自己的躯体，一方面用暴饮堵塞，麻木内心的情感；另一方面用暴饮虐待自己的躯体，下意识地不断增加肢体厚度，就像垒起墙壁，以此拒绝男性的性侵犯，回避与男性谈情说爱。

　　由于对自我肢体形象的消极对抗心理，尽管艾米对我很信任，但仍难以自如地运动起来。她的躯体像一堵墙，拒绝内在情感的外露，也拒绝外在能量的渗透。她的胳臂抬不过肩，动作几乎都是末梢的，支离、浮浅、僵硬。她的面部表情也很不自然。动起来时，她抱怨下腰疼痛，这是她儿时创伤的记忆。与她做舞动治疗时需格外谨慎，要让她动起来，让肢体各部位沟通交流，容许自己的情感外露，重建积极的自我形象。但动得太快，她没有做好准备去应对，肢体记忆可能会激活她的创伤。

我了解到艾米很爱绘画，有一定的绘画天赋，我便把舞动治疗与绘画结合起来，让绘画作为舞动深化过程的安全岛和催化剂。开始，我让她用绘画扫描自己的肢体感觉，帮助她面对肢体。然后，每次在肢体预热过后，集中画肢体动作时感觉最强烈的欲望或情绪，绘画后继续用肢体加大力度和空间表现这种欲望或情绪。在肢体舞动完成后，再用绘画表现内心在舞动过程以及之后的情绪和思绪，面对绘画再做口头的认知讨论。艾米做得很好，参与绘画使她的肢体与情感的交接有了一个桥梁。

在经过了一段时间紧张而有冲击性的治疗过程后，艾米在舞动过程中，有了面对躯体疼痛记忆的勇气。在她用强烈的动作发泄了愤怒情感后，我鼓励她绘画，她画出她多年不敢面对的恶魔（见图 14-11）。她面对画像，嘶喊出了儿时不敢说的委屈、愤怒："你压了我这么多年，让我羞耻、悲观、恨自己。我不敢回想，我不敢面对，我糟践自己的躯体，我不敢爱，没有勇气生活，干什么都失败，我的家人信任你，你为什么践踏那么幼小的孩子！我恨你！我恨你！"在表达情感后，我建议艾米用全力撕碎魔鬼的画像。她做了，做得很彻底，她一边撕，一边用脚踩，粉碎恶魔图的过程是她全身躯体得以情感彻底发泄的过程，也是向自己噩梦告别的过程。

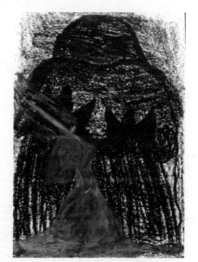

图 14-11 恶鬼

艾米坐下来，抹着眼泪，喘着粗气，我让她做深呼吸。

"现在什么感受？"我问她。"一种吐出了污秽的感觉，一种轻松了的感觉。"她要求再画一张图，她画了一个在烈火中燃烧的赤裸裸的自我（见图 14-12）。"我有一种获得新生的感觉。"

我们又把她的画进行了躯体化，她的动作空间和力度大为增加，显示了她正在生长的自我力量。我给艾米治疗了很长一段时间，期间艾米画了许多画。她用绘画来认知并展示她内心争斗及舞动前后的内心经历。她所绘画《束缚》（见图14-13）表现了她舞动前的对自我躯体被屈辱感笼罩束缚的心理状态；绘画《舞动》（见图14-14）展示了她在舞动过程中从屈辱中解放出来的自由心态。再看绘画《面具》（见图14-15）表现了她常常用来武装自己保护自己的狰狞面具；而绘画《内心》（见图14-16）则表现了她在舞动过程中袒露的善良、柔弱、悲哀的内心世界。往往在舞动后，艾米的画颜色明亮多了，情绪也好了许多，但艾米仍控制不住暴饮的习惯。

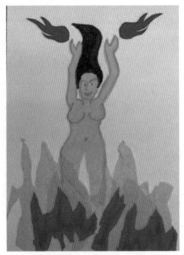

图 14-12　重生

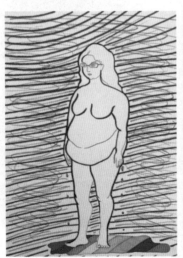

图 14-13　束缚

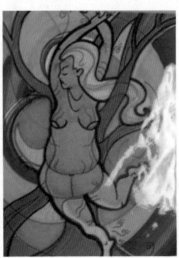

图 14-14　舞动

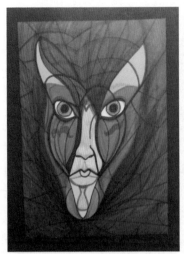

图 14-15　面具

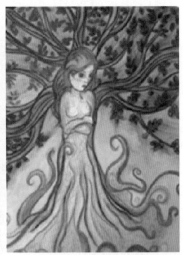

图 14-16　内心

　　我把治疗过程向前再推进一大步，让她从自己的儿童时代起开始作画，同时，我将象征性舞动加入到她身心发展过程中因创伤而失去的运动节奏、空间和力度，再造因创伤破碎了的童年的梦。我鼓励艾米闭上眼睛，想象自己像一个无忧无虑的孩子般自由舞蹈，不要有任何顾及。她舞动了，灵活优美的舞姿令我惊讶。我感到了一个藏在面具下、内在美丽且充满向往的孩子。那些多余的体重就像一副裹在身上的带囊，不属于她的身体。她随时可以脱掉甩开这副带囊。我给她布置每日作业——一篇绘画日记，然后用躯体语言舞动出自己的画，让她用绘画、舞蹈重新自我养育、自我成长。

　　艾米向自己的病案管理治疗师汇报，她第一个周末没有暴饮，因为她舞动了自己的绘画日记。色彩与肢体的情感表达代替了食物填补情感。艾米说："当我全身心投入积极的绘画和舞动时，我不感觉到需要食物的安抚。"

　　在医院，我与美术治疗师一起工作，创造了用舞动与绘画结合的治疗干预模式，周末过后往往是患者情绪动荡、焦虑剧增的时候，我们选择将这个模式在每周一用于饮食障碍症治疗小组。舞动的肢体调理与绘画的内在关注，有效地帮助患者稳定情绪、集中注意力，把消极能量转化为正能量。

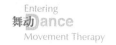

与音乐治疗的综合使用

美国音乐治疗学会在明确音乐治疗的定义时指出，音乐治疗是由具备音乐治疗专业认证的治疗师，在临床中，使用以科学实证为依据的音乐干预手段，从而在具治疗性的关系中获得个人的目标。

音乐治疗师是一个成熟的、健康领域里的专家，把音乐使用于治疗性关系中，以解决个人的身体、情感、认知和社会需要。在评估每一个患者的优势和需要后，合格的音乐治疗师提供的治疗措施包括创作、歌唱、倾听音乐或者跟着音乐做动作。通过富于治疗内容音乐的介入，患者的能力得到加强并且转移到他们生活的其他领域。音乐治疗还为交流沟通提供了渠道，这对那些觉得很难用语言表达自己内心世界的人很有帮助。对音乐治疗的研究证明了音乐治疗在许多领域的功效，譬如全面的身体康复和促进运动，提高患者参与治疗的积极性，为患者及其家庭提供情感支持，并为感情的表达提供一个出口。如舞蹈运动一样，听音乐、弹奏音乐本身就富于治疗性，但这不是音乐治疗。

音乐治疗不是：

- 阿尔茨海默病患者戴上耳机听他最喜欢的歌曲；
- 音乐从业者随叫随到，在医院的床头给患者演奏；
- 一位钢琴演奏家在医院的大厅演奏钢琴曲；
- 护士为患者播放音乐；
- 艺术家为住院部病人演唱；
- 高中生为养老院的老人弹吉他；
- 合唱团在一所医院的儿科楼进行表演。

音乐治疗是：

- 有专业执照的音乐治疗师的参与；
- 与大脑受枪伤的众议员吉福兹工作，帮助她的大脑恢复，从而恢复她的讲话能力；
- 与老年人工作，以减少老年痴呆症的影响；
- 与儿童和成人工作，以减少哮喘的发作概率；

- 与住院的患者工作，以减轻疾病或手术造成的疼痛；
- 与患有自闭症的儿童工作，提高他们的沟通能力；
- 与早产儿工作，以改善睡眠模式，增加体重；
- 与帕金森症患者工作，以改善其运动功能。

美国音乐治疗学会强调区分音乐与音乐治疗的概念。临床音乐治疗只是专业性的，以研究为基础的学科，是以健康治疗和教育为目标，积极地把科学运用于富有创意、情感和活力的音乐经历的专业。

在舞动治疗中，音乐具有重要的作用。玛丽安·蔡斯在《舞蹈治疗中的音乐》（ *Music in Dance Therapy* ）一文中谈道："在舞动中，一个人达到对有节奏的肢体行动与音乐节奏的关系。""这是十分重要的，把音乐作为一个基地，在那里，他们（患者）都能够以个体的方式与音乐发生联系，但同时又一起共感一个节奏性的行动。"在这里，音乐是作为舞动治疗的一部分，如何选择音乐也是治疗师专业训练的必备技能。

下面要谈的不只是音乐的使用，而是把音乐治疗手段与舞动治疗结合使用的方式。

与音乐治疗综合使用的意义

1. 促进参与者的肢体舞动，增强舞动表达的积极性和创造性。
2. 把声音的表达与肢体的开放结合起来，从而起到身心从里到外的、更彻底的、从消极到积极的转变。
3. 具有增加和促进交流的作用。音乐演奏、歌声传递与舞蹈和运动结合使群体更具有正能量的凝聚力。

临床综合使用的方式

1. 用于促进身心的彻底放松。在舞蹈与动作的肢体情感表达后使用音乐治疗做全身心的清洗放松。譬如，随着治疗师的吉他声做深呼气，并轻声哼吟："我呼出放松，我吸进宁静。"
2. 用于提高与他人交流和沟通的能力。在舞动治疗的肢体语言镜像交流后使用音乐治疗的节奏回音谷。譬如，小组围圈，一个患者拍击出一个节奏，请另一个患者

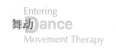
做回音谷，重复自己的节奏，然后互换，彼此需全力倾听，得到真诚的相互呼应。这也是很好的注意力训练。

3. 用于增进正能量。用音乐治疗的音乐演奏、歌唱或击鼓做躯体情感表达的预热，以此激发舞蹈表达的动力，从里到外，使消极情绪加速消散，正能量得以发挥。在临床实践中，我们常看到患者走进小组治疗室满脸愁云、愤怒或呆滞麻木，走出时则阳光明亮、活跃健谈了。

4. 用于提高自尊、自信。舞动治疗通过自我报名和声明动作来增强患者的自我意识，音乐治疗常用歌词的填写表达自我的理想和希望，两者结合使用可使患者的自尊、自信得到强化。

实践与案例

　　38 岁的苏珊是名亚裔，患严重抑郁症。她和丈夫一起来美留学，找到工作。突然失去丈夫，有两个孩子。她不愿对人说丈夫的死因，陪她来医院的母亲告诉我，她丈夫是被人打死的，但也不说原因。苏珊沉默寡言，眼光发直，不和人做任何交流。

　　这个舞动治疗小组的治疗着重于自我探索和自我肯定。我引导患者在肢体预热后做签名舞动，每人轮流大声说出自己的名字，同时做出象征性的舞动姿势，全组成员重复舞动者的名字和动作。瘦小的苏珊，运动帽压得低低的，遮住了半边脸，穿着黑色的大衣，把自己包裹起来。她的声明动作只是晃了晃手指，令人感觉抑郁把她的正能量全吸干了。我让大家坐下，放起了新世纪音乐，让大家一边听一边创作歌词。歌词的模式是一共写五行：第一行一个词，选择一个大自然的形象，可以是岩石、森林、蝴蝶、彩虹、月亮等；第二行用两至三个词描绘这个形象；第三行用三至五个词描绘这个形象；第四行提出一个问自己的问题；第五行以超我的精神回答问题。在恩雅（Enya）深沉旋律的感染下，全组进入了认真的创作。苏珊好像放松下来，她写着写着，不停地抹眼泪，她的身体投入了进去。接下来，我让每个组员以音乐为背景，轮流唱颂自己的歌词。"江河，奔腾不息，澎湃向前不回头，能带我一起前行吗？我，就是江河！"苏珊脱下了帽子，诵出她的歌词。在最后的自我表现舞动时，她脱下了黑色大衣（后来我与苏珊做了单独治疗，她开始倾述失去丈夫的悲愤与创伤。她的丈夫在与另一个女人发生关系时被对方的丈夫打死。我帮助她通过舞动面对羞辱、愤怒和悲哀，重建自爱、自信、希望和力量）。

杰森，45岁，由女转向男的变性人，患双相情绪障碍症、焦虑症、饮食障碍症，多次有自杀的念头。他对自己的肢体极为敏感、自卑。他孤独的性格让他与外界隔绝，不与他人一起进餐，害怕参加集体场合的活动。在舞动小组里，他总是双手插进裤兜，缩紧双肩，不愿在他人面前做肢体伸展。一个舞动治疗小组治疗时，目标是加强社交能力。我把音乐治疗的围圈击鼓作为启动和激励，杰森自然地把双手伸出，选择一个非洲鼓，用双腿夹紧，击鼓使他的血液流动了，表情丰富了。每个人用击鼓节奏做自我介绍，全组回应。然后，进行集体性的击鼓情绪表达。节奏的交流和旋律的沟通使杰森有了展示自己的勇气。之后，他能向大家一样说出自己的名字，用舞动造型显示自我确认，并且热情地加入与他人的对话舞动。出院时，杰森对我说，他感觉击鼓给了他渴望生命的感觉、自信的躯体力量。再后来，他报名参加了一个日本击鼓班。

在临床治疗中，表达艺术治疗的各种干预手段常常会综合起来使用。美术治疗师选用音乐作背景，引导患者进行艺术表达性创作；戏剧治疗师使用舞动帮助患者夸张表现角色的特点；音乐治疗师亦可采用肢体的参与促进患者表达对音乐的感受。

我和一名出色的音乐治疗师一起工作，我谈到自己没有嗓音，从来不能唱歌。她马上说："能说话就能唱歌，就像能走路就能跳舞一样。"当我给患者开出每日三次每次5分钟自我愈合动作处方时，她也给我一个处方：每日唱歌三次，早晨冲淋浴时唱歌，开车上班时唱歌，晚饭后唱歌。这个处方真的对早晨清醒头脑、提高情绪、晚上放松紧张、解除焦虑很有帮助。

与戏剧治疗的综合使用

作为表达艺术治疗的一支，戏剧治疗是起步最晚的，但发展十分迅速。由心理戏

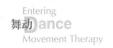

剧发展演变而来，加之艺术表演的参与，戏剧治疗已成为具有独立专业认证的专业学科。某些学院开始建立授予戏剧治疗硕士学位的科系，不少心理咨询师在获得心理咨询的硕士学位后继续深造，兼获戏剧治疗师专业认证。

北美戏剧治疗学会定义戏剧治疗为：有意向地使用戏剧和剧场的过程，以达到治疗的目的。戏剧治疗是活跃和体验性的，这种治疗方式可以给参与者提供环境，让他们讲述自己的故事，设定目标和解决问题、表达情感或达到发泄的目的。通过戏剧，内心体验的深度和广度可以得到积极探索，人际关系的技能可以得到提高。参与者可以扩张戏剧性角色的多面性，从而发现自己的人生角色也得到了加强。

加利福尼亚综合研究学院的戏剧治疗专业主任蕾妮·依姆纳（Renee Emunah）在解释戏剧治疗时说："在玩耍和假装的幌子下，我们可以采取一次新的行为途径。戏剧提供的与现实生活的一点距离，使我们能够获得对现实生活中的角色、模式和行动的透视，并积极尝试多重可能性。"心理艺术学院院长、戏剧治疗师大卫·约翰逊博士（David Johnson）也指出："戏剧治疗看重于在表演空间，治疗师和患者之间的邂逅的可能性。在这里，想象世界的所有矛盾和奥秘都可以通过两个自由意识的具象表演得以发挥、揭晓。"纽约大学戏剧专业主任、戏剧治疗师罗伯特·兰迪博士（Robert Landy）指出："不像谈话疗法，戏剧治疗快速到达那里，角色扮演表现出存在的问题和矛盾比说话更有效。"亨特学院戏剧发展专业主任、戏剧治疗师帕特丽夏·斯藤博格（Patricia Sternberg）说过："戏剧治疗的参与者可以享受穿上他人鞋子的感觉，扮演另一个角色以及学习拓展自己人生主要角色解放的经验。"

舞动治疗在临床使用中也常常会综合戏剧治疗的手段，把肢体舞动与角色表演结合起来，把动作语言与口头语言结合起来，往往会产生强烈的治疗效果。

舞动治疗与戏剧治疗综合使用的意义

1. 角色表演帮助由肢体动作挖掘的心理动力得到更深化的展示，从而得以发展出更醒目的治疗性主题。
2. 从肢体舞动到角色表演能给患者提供从里到外的自我观察距离和尝试新行为模拟的机会，以此促进患者对躯体动作乃至行为模式的改进。
3. 戏剧治疗的玩耍游戏性功能能够活跃舞蹈和动作治疗的气氛，调动正能量。

与戏剧治疗综合使用的治疗干预技术

把故事叙述加入肢体舞动

在群组动作预热及动作表达激发后,治疗师可以根据患者的情绪展开共同创造故事的群体舞动表达。

围圈站立后,可由治疗师或某患者开始,用躯体动作和口头语言给故事开个头,然后轮流下去。每人做一个自发的创造性动作或舞动并述说一句故事情节,情节要连贯。结束时治疗师可通过肢体动作和语言表达自发创造的过程了解到各个患者的心态。有时,许多消极情绪(如恐惧、担忧、愤怒、悲观)在故事的创作过程中表现出来。

治疗师鼓励大家对故事进行再创作,加进新的不同的结局,患者的心态和情绪往往在这个过程中得到积极的转变。

把游戏加入舞蹈与动作过程

治疗师常在给儿童治疗中使用游戏手段。

例如,治疗多动症患者,治疗师使用冰冻舞蹈。音乐启动,孩子们随音乐自由舞蹈,音乐突然停止,孩子们必须立即停止在动作舞姿上,像一个冰雕,一直不能动,直到音乐再启动。

用这种训练,可以让患有多动症的孩子习惯于肢体的自我控制。

接下来,可以做"深夜博物馆"游戏来加强自我控制的训练。选出一人做博物馆保安员,其他人扮作博物馆内的雕塑。当保安员查看时是不能动弹的,当保安员转过身时,可以做动作,改变造型,但如果被保安员看到,就会被抓出博物馆。这要求注意力的高度集中和较强的自我控制力。能坚持到最后的人,就成为下一局的保安员。孩子们喜爱这种挑战,他们在游戏中得到治疗。

在舞动情绪表达后做角色表演

这常常用在与愤怒或焦虑对应的主题动作过程之后。

例如,患有校园恐惧症的学生在动作过程中表达出在校园受到他人歧视嘲笑的愤

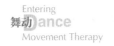

怒和恐惧，治疗师让全组患者做过肢体紧张的松弛和发泄动作之后，让大家分为几个小组，排练一个在校园对付虐待者的戏剧，或者请一个患者作为导演，由他在小组中选出扮演不同角色的演员，包括扮演他自己的人，指导他们演自己的故事。然后，治疗师再请他改变剧情，指导演员们做出健康行为选择的表演。戏剧过后，大家再做肢体舞动，可以看到新的动作模式和积极的躯体姿态。

舞动前中后的象征性角色对话

在用舞动表达情绪过程时，患者往往将内心矛盾向治疗师展露。

为帮助患者探索和实践对矛盾的解决方法和能力，选择使用道具作为象征性的对立方，借用治疗师的声音进行对话，再进一步把矛盾的对话躯体化，在这种对话中发挥躯体智慧。

例如，某强迫症障碍患者老是害怕肚子里长肿瘤，无法正常工作和生活。在与他做了肢体放松舞动后，用一个小气球作肿瘤的象征，让患者对着气球表达自己对肿瘤的担忧，治疗师扮作肿瘤的角色声音，与患者对话，直到将患者心底形成这种恐惧的根源挖出来。最后鼓励患者用脚把气球踩爆，继续更彻底的肢体舞动，甩开恐惧。

把拉班舞动语汇用于场景表演

舞动治疗经常用拉班体系的空间、时间、力度、流动等语汇的启发作为干预措施。在治疗过程中，可以在舞动表达后进一步启发患者把这些语汇用于特定场景的情节表演，如在餐厅、医院、图书馆等，不同人物角色在特定环境下，在空间、时间、力度、流动的努力上使用不同特质的动作。从而帮助患者更深刻地理解肢体语言动作与行为模式的关系，以及可能产生的不同社会及人际关系的效果。

主题故事现场镜头抓拍

用不同的动作造型序列，就像一张张抢拍的照片，展示一个完整故事的过程。组员分成几个小组，治疗师可以给个大题目，如处理愤怒，各小组在一起创造具体故事情节，然后用4~6个不同造型序列，展示这个从愤怒失控到合理安排的过程。然后为全组做无声表演，让大家从造型过程中分析故事的内容及意义。

图 14-17 至图 14-24 是舞动治疗与戏剧治疗综合使用的图解。

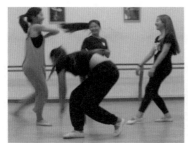

图 14-17　即兴性格表演

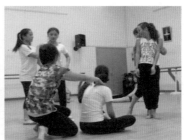

图 14-18　拉班动作场景表演

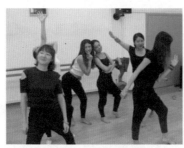

图 14-19　情节性冰冻雕塑造型

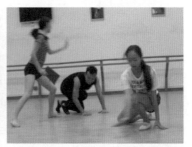

图 14-20　让他人表演自己的故事

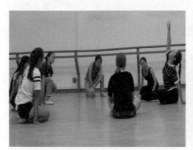

图 14-21　轮流舞动故事创作（1）

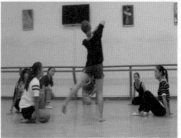

图 14-22　轮流舞动故事创作（2）

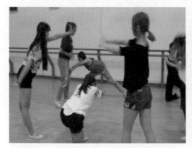

图 14-23　主题故事现场抓拍（1）

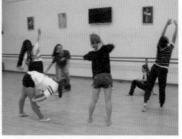

图 14-24　主题故事现场抓拍（2）

实践与案例

对儿童舞动治疗小组进行类似治疗时，主要以处理愤怒和焦虑情绪为主题。

我首先让每个孩子找出自己的肌体紧张点，愤怒、焦虑、伤心的躯体储藏处。有的说紧张藏在手心，有的说愤怒藏在眉宇间，有的说焦虑藏在胃部，有的说伤心藏在胸部。在肢体预热活动后，我让每个人创造出放松这些紧张点的伸展舞动，充分用肢体表达出积蓄的情感。

之后，我让大家分成四人小组，编排一个以学校为背景的戏剧故事，这个故事是从消极转为积极的，处理愤怒或焦虑的，每个人都要扮演一个角色，每个小组选一个人负责。

丹尼尔，男，10岁，患破坏性情绪失调症，他被选为小组负责人。他的小组表演了这样一个校园剧：新来的同学X胆小、怕生，同学Y对同学X嘲弄、谩骂，甚至推搡。同学Z看不下去了，报告了老师，老师与同学Y谈话，问他为什么这样对新同学，是不是在家里有什么不快乐的事。同学Y说，在家里，他的父母不停地吵架，爸爸常喝醉酒，骂他，甚至体罚他。他在家不敢发泄，把怒气和委屈带到学校，发泄到新来的同学身上。最后，同学Y真诚地向同学X道歉。丹尼尔自己扮演了老师。

在全组的集体舞动后，每个人口头表达自己的感受和学到的处理愤怒和焦虑的方法。丹尼尔说，小组表演的故事是他自己的故事，他就是在学校虐待新同学的同学Y。有趣的是，他选择扮演老师，让其他患者扮演自己和施暴者，他给施暴者表达内心和改正错误的机会。

通过这个校园情景后，丹尼尔能对自己的行为有客观的审视，并且通过老师的角度，表现出认识到自己错误的态度。大家鼓励他，一方面用深呼吸体操动作去疏通紧张的肌体，一方面勇敢地面对父母，直接表达自己的委屈和愤怒的情感。

许多与戏剧治疗结合的干预技术，是治疗师在肢体舞动过程中因特定情形自由发挥而创造出来的。

参考资料

[1] Deepak Chopra. *Quantum Healing*; *Ageless Body Timeless Mind*, Published by Panguin Random House, N.Y.1998

[2] Cathy Malchiodi. *Expressive Therapies*. USA New York: The Guilford Press,2005

[3] Sharon Chaiklin, Hilda Wengrower. *The Art and Science of Dance Movement Therapy-Life Is Dance*. USA New York: Routledge Taylor & Francis Group,2009

[4] Penny Lewis. *Theoretical Approches Dance-Movement Therapy* Vol-I. Iowa Dubuque: Kendall Hunt Publishing Company,1986

[5] Linda Behar-Horenstein, Jane Ganet-Sigel. *The Art and Practice of Dance Movement Therapy*. USA MA: Pearson Custom Publising,1999

[6] Ron Kurtz, Hector Prestera. *The Body Reveals*: *What your Body Says About You* . USA New York: Harper & Row Publisher Inc,1984

[7] Ken Dychtwald. *Body Mind*. USA Los Angeles: Jeremy P.Tarcher Inc,1986

[8] Irmgard Bartenieff, Dori Lewis. *Body Movement Coping with the Environment*. USA New York: Gordon and Breach Science Publishers,1980

[9] Lomen S. T. *Chapter of Dance Movement Therapy*. USA New York: The Guilford Press,2005

[10] Barbara Adrian. *Actor Training the Laban Way An Integrated Approach to Voice, Speech and Movement*. USA New York: Allworth Press An imprint of Allworth Communications Inc,2008

[11] Ameican Psychiatric Associaton. *Desk Conference to the Diagnostic Criteria from DSM-5TM*. Washington DC: American Psychiatric Publishing,2013

北京阅想时代文化发展有限责任公司为中国人民大学出版社有限公司下属的商业新知事业部，致力于经管类优秀出版物的策划及出版，主要涉及经济管理、金融、投资理财、心理学、成功励志、生活等出版领域，下设"阅想·商业""阅想·财富""阅想·新知""阅想·心理""阅想·生活"以及"阅想·人文"等多条产品线，致力于为国内商业人士提供涵盖先进、前沿的管理理念和思想的专业类图书和趋势类图书，同时也为满足商业人士的内心诉求，打造一系列提倡心理和生活健康的心理学图书和生活管理类图书。

《原生家庭》

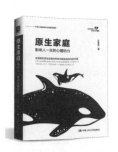

- 全面解析原生家庭的种种问题及其背后的成因，帮助读者学到更多"与自己和解"的智慧。
- 让我们自己和下一代能够拥有一个更加完美幸福的人生。
- 清华大学学生心理发展指导中心副主任刘丹、中国心理卫生协会家庭治疗学组组长陈向一、中国心理卫生协会精神分析专业委员会副主任委员曾奇峰、上海市精神卫生中心临床心理科主任医师陈珏联袂推荐。

《改变心理学的 40 项研究》

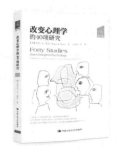

- 心理学史上影响无数人的、最重要的 40 项研究。
- 20 年来畅销不衰的心理学入门经典图书全新升级和修订。
- 亚马逊心理学类畅销书 Top 100，亚马逊心理健康类畅销书。

《重新定义心理学：关于心理学的另类思考》

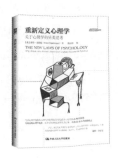

- 英国心理学会临床心理学分会主席富有开创性和争议性的心理学新作。
- 打破传统心理学观念，从革命性新视角解释人类行为，重新定义心理健康模式。